JN154451

奇跡のモリンガ

大山知春
監修　江田 証

GENTOSHA

モリンガのここがすごい！ 1

世界でいちばん栄養のある植物

「体に良いものを食べよう」と考えたときに何を思い浮かべるでしょうか？　スーパーフードと言われるものはたくさんあって、次から次に新しい食品が紹介され、これは何に良くて……と、何を食べようか迷ってしまいますよね。

そんな方も、もう悩む必要はありません。「モリンガ」だけでOKです！

モリンガは、地球上で最も栄養が豊富な植物と言われています。一つの植物の中に90種類以上の栄養をバランス良く含むことから、「奇跡の木」と呼ばれています。

体内で作られない必須アミノ酸を唯一全て含む植物です。

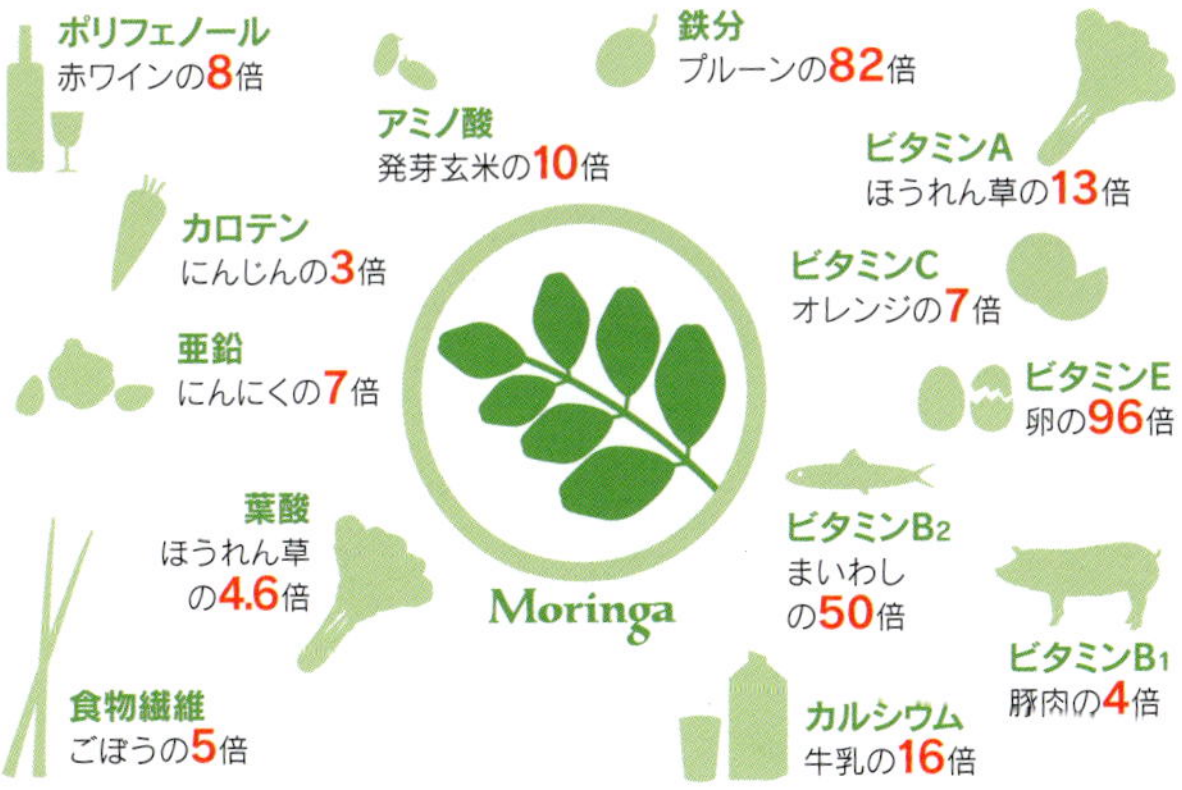

この圧倒的な栄養素が、「スーパーフード中のスーパーフード」と言われる所以です。

モリンガのここがすごい！2

300の病を防ぐと言われている

インドでは5000年以上前から伝統医療に使われているモリンガ。
海外では800以上の研究報告が寄せられています。

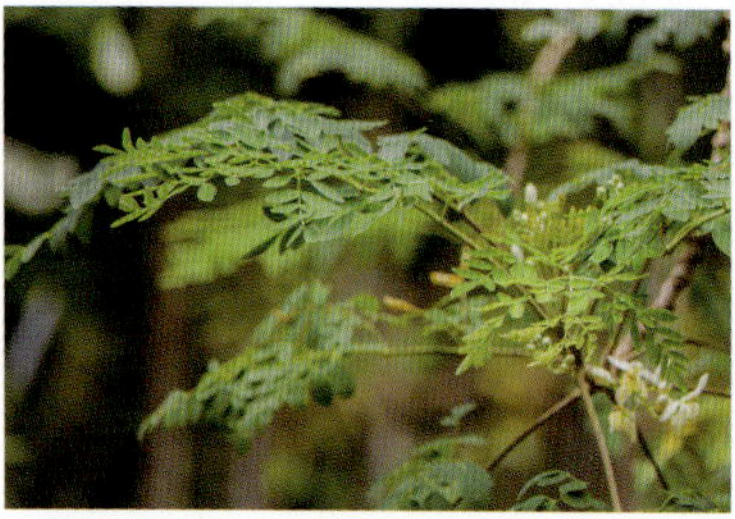

数々の実験によって、モリンガには抗がん作用があり、血糖値、コレステロール値、血圧を低下させ、痛風、骨粗しょう症、アルツハイマーの予防にも効果があることが科学的に実証されています。デトックス効果もあり、どんな病気にも万能に対処できる、まさに「奇跡の木」なのです。

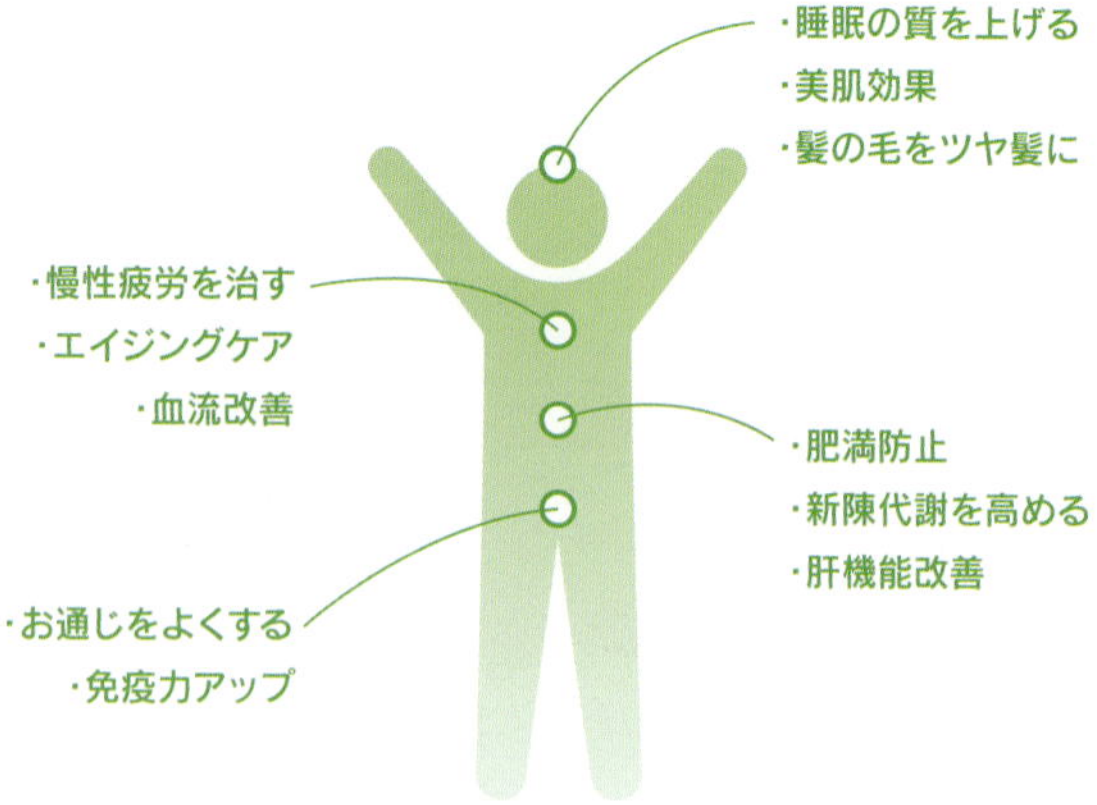

モリンガのここがすごい! 3

国連も注目する、貧困、栄養失調、環境問題の救世主!

潰したモリンガの種を、汚い水に入れるだけで、90%以上のバクテリアを除去してくれます。モリンガは、水道水を入手できない貧しい人たちにとって、シンプルで有効な浄水手段になるのではないかと期待されています。その上、モリンガは、通常の植物の20倍も二酸化炭素を吸収する環境に優しい木です。

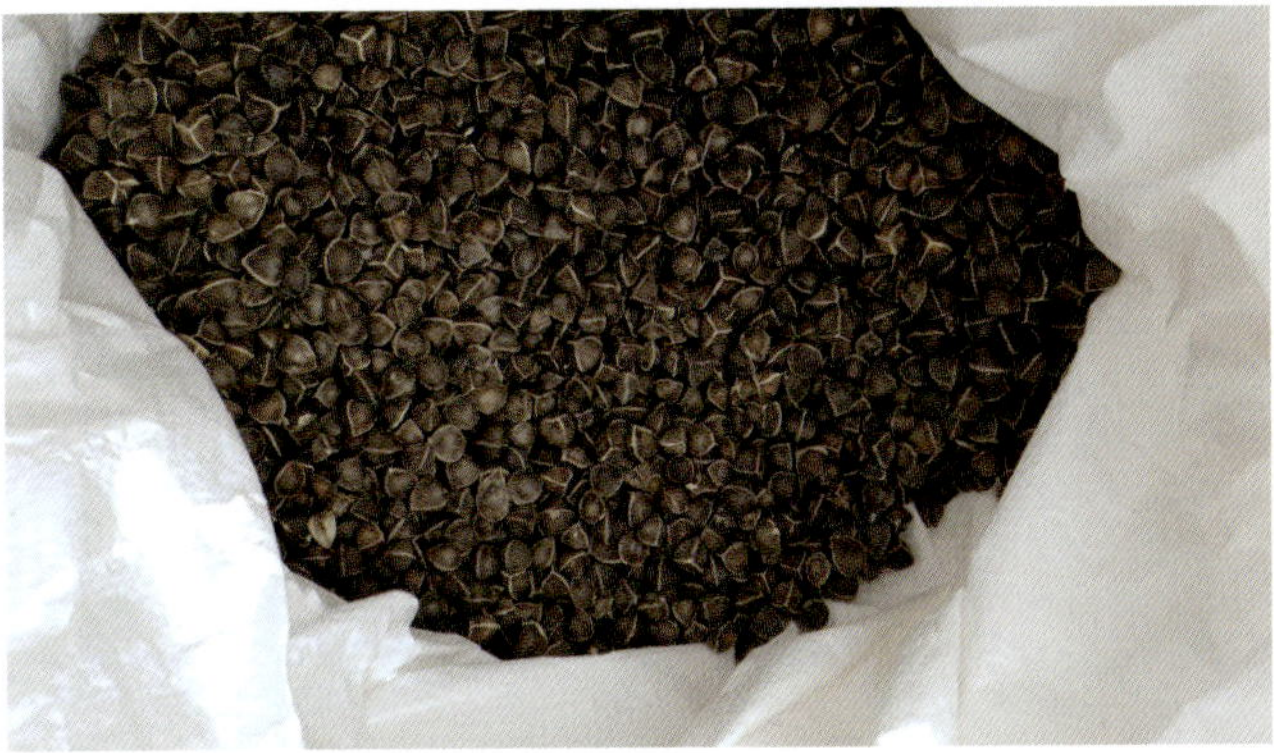

日本の大手食品会社、製薬会社も、このモリンガの可能性に注目し始めています。2017年には、ロート製薬が「オーガニック モリンガの恵 青汁」を、2018年には日清食品が「奇跡のモリンガ青汁」というモリンガをメインにした青汁を商品化、販売しています。

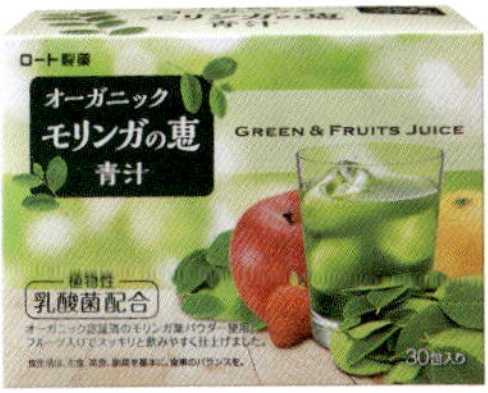

モリンガが自生する地域は、貧困、栄養失調問題に悩む国々と重なります。そのため、貧困、栄養失調、環境問題を解決する救世主になるのではないかと、国連の世界食糧計画でも採用されています。

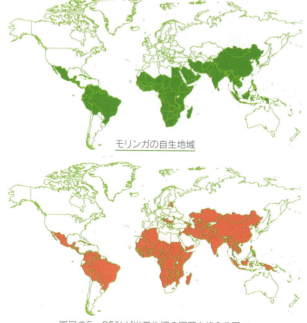

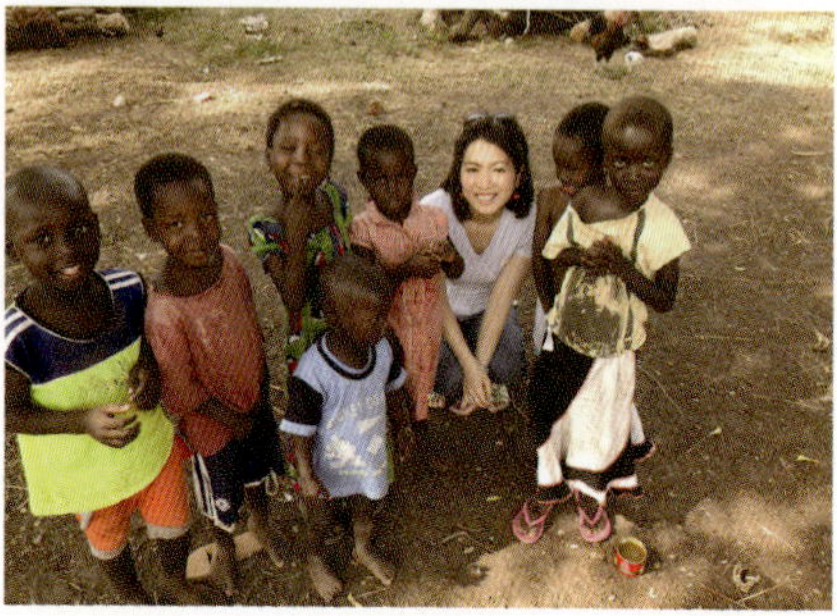

モリンガの自生地域

国民の5〜35%が栄養失調の問題を抱える国々

モリンガのここがすごい! 4

1日スプーンひとさじで
健康維持

初めてモリンガを食べる人は、1日スプーンひとさじ(2g前後)くらいから、始めてみましょう。

そのままお茶や、日々のお料理にモリンガパウダーを混ぜるだけで、手軽に90種類以上の栄養を一度に取り入れることができます。

「今日はちょっと疲れたな」「エネルギーが欲しいな」というときは、少し多めに5gくらい。

その日の体調や気分によって調整しながら、毎日楽しく生活に取り入れましょう。

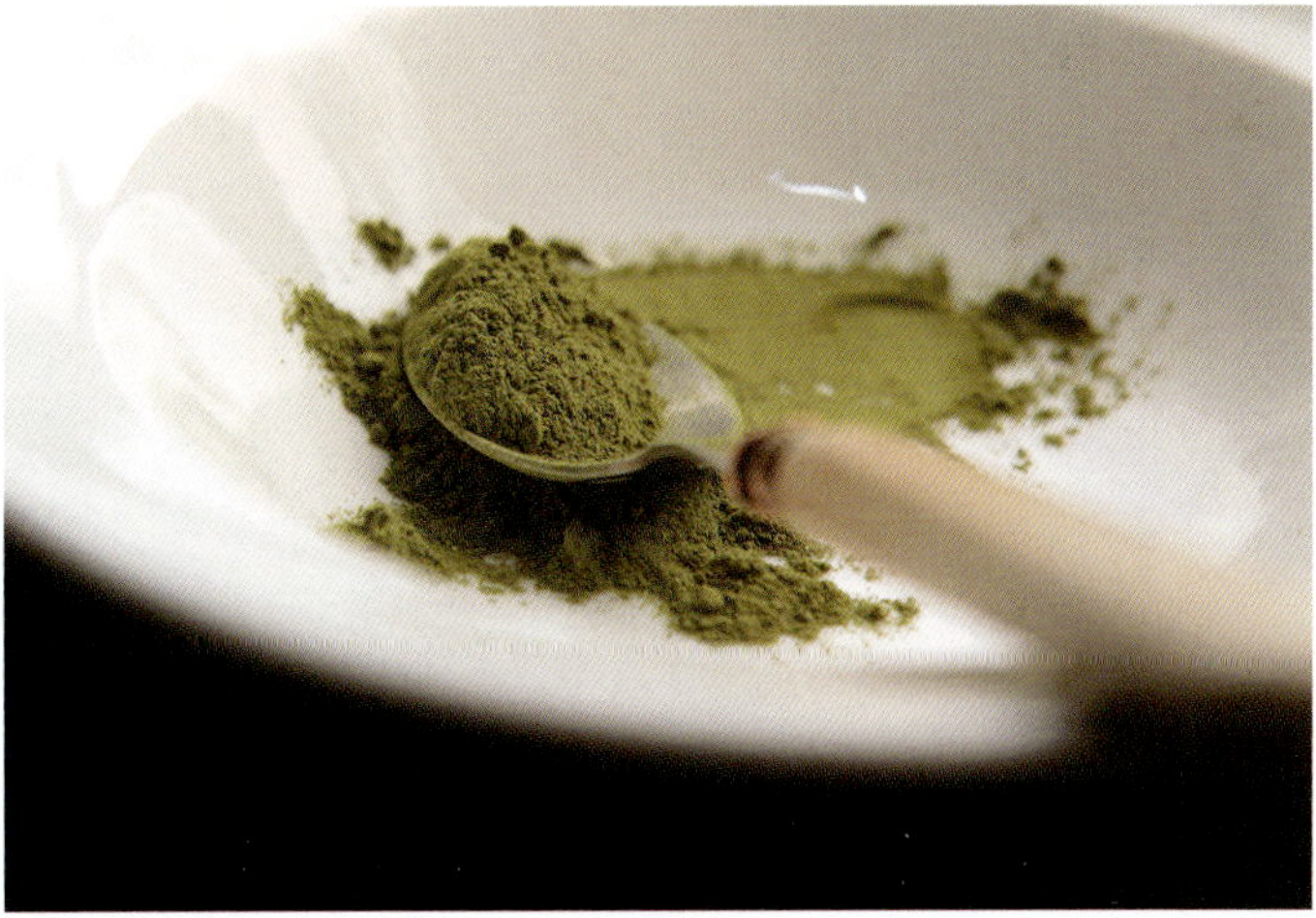

モリンガのここがすごい！ 5

和洋中すべての料理にあい、野菜不足の強い味方

モリンガは、あまり癖のない、ヨモギのような味で、どんな料理にもあいます。
簡単な食べ方としては、ヨーグルトやスムージーに混ぜたり、パンやお菓子に抹茶パウダーの代わりに使ったりするのがオススメです。また、緑の野菜の代わりに、スープやパスタ、納豆に混ぜても美味しいです。

あまり野菜を食べていないなというときに、レトルト食品に混ぜて、手軽に栄養バランスを整えるという使い方もできます。

また、暑いところで育つモリンガは、他の野菜に比べて熱にも強いので、熱を加えるとビタミンが逃げてしまうということもなく、丸ごと栄養がいただけます。

少量でたくさんの栄養が摂れるモリンガパウダーは、家庭に一つ、常備しておくと、野菜が高騰しているとき、冷蔵庫のお野菜がきれているとき、とても便利です。

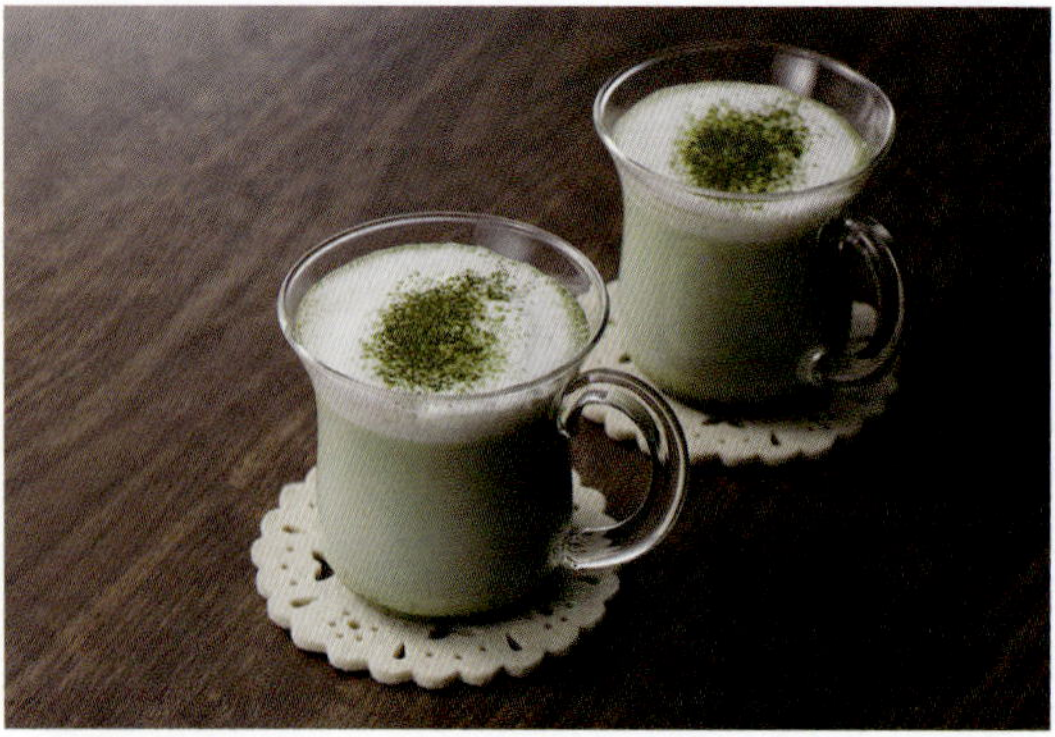

モリンガパウダー商品紹介

国内で販売されている100%モリンガパウダーをセレクトしました。

無農薬栽培されたモリンガの葉を乾燥、粉末にした、食品添加物不使用のモリンガパウダーです。

JUJUBODY

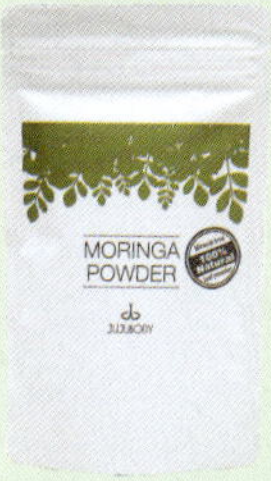

無農薬栽培のガーナ産モリンガを空輸して、日本の工場で蒸気殺菌、粉砕しました。美味しいモリンガパウダーです。

◆産地　ガーナ　◆容量　80g
◆販売会社　VIVIA JAPAN株式会社

Girls, be Ambitious

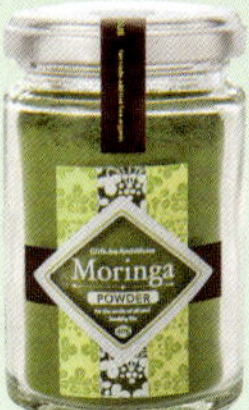

「農薬不使用・無添加・フェアトレード」のフィリピン産モリンガです。

◆産地　フィリピン　◆容量　40g
◆販売会社　株式会社Girls, be Ambitious

Moringa & Moringa

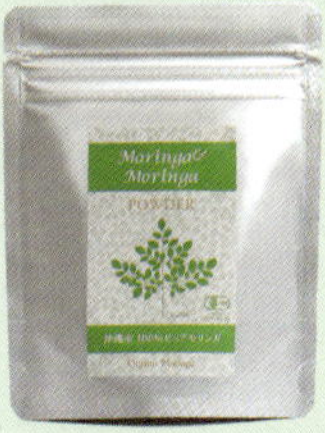

沖縄の契約農家で丁寧に栽培された有機モリンガ葉を使用。滅菌処理済み。

◆産地　沖縄県　◆容量　40g
◆販売会社　株式会社 モリンガ＆モリンガ

サンフード　スーパーフーズ

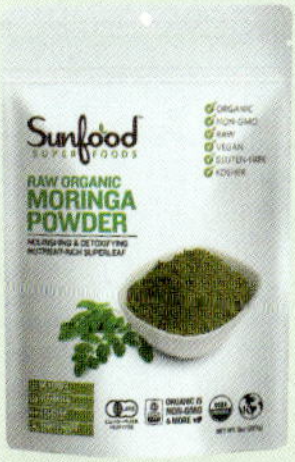

モリンガの葉を、新鮮なうちにじっくりと低温乾燥させ、発酵が進む前に、栄養素を壊さないようピュアなパウダーに加工しています。有機JAS認証取得。

◆産地　インド　◆容量　227g
◆販売会社　株式会社アリエルトレーディング

PURE MORINGA

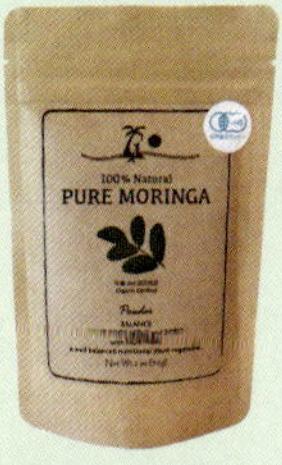

モリンガとたくさんの人の心と手で作られた、高品質のモリンガパウダーです。有機JAS認証取得。

◆産地　フィリピン　◆容量　56g
◆販売会社　株式会社 Nature's Chest Japan

簡単

モリンガレシピ

Moringa recipe

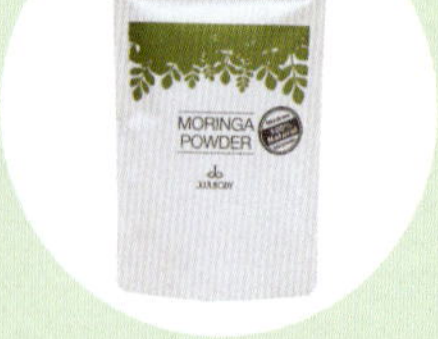

すべての料理にJUJUBODYの
モリンガパウダーを使用しています

Moringa recipe 1

甘酒

「飲む点滴」甘酒にモリンガを加えて。
体調がすぐれないときにぴったり。

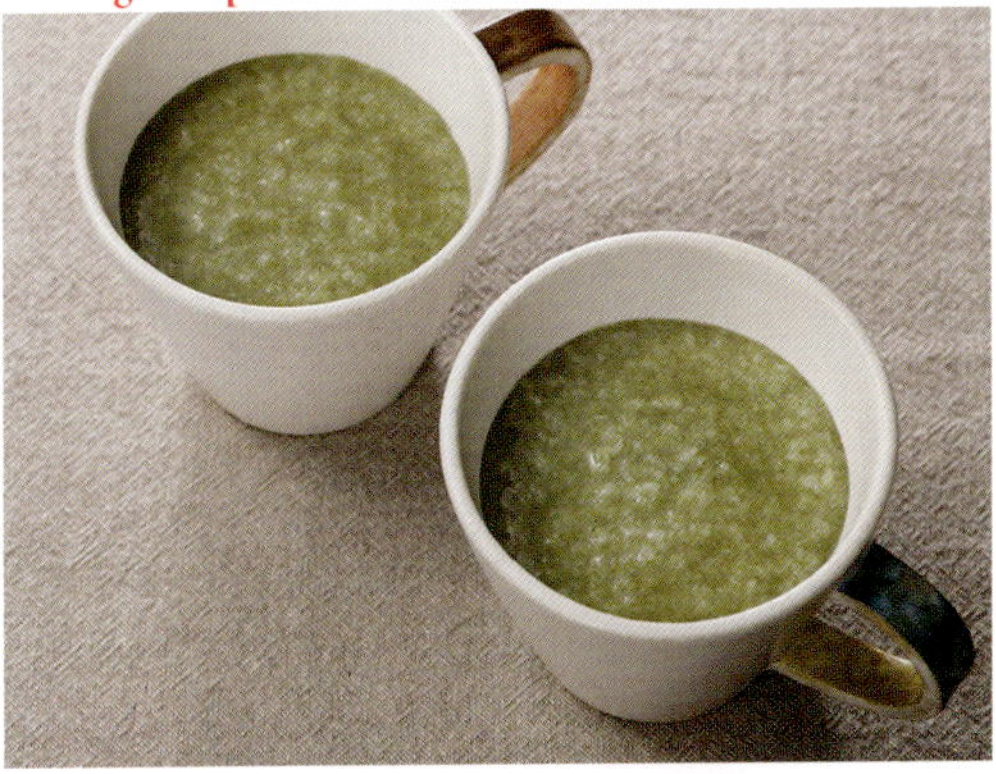

材料(2人前)

- 甘酒……320ml
- モリンガパウダー……小さじ1

作り方

① 甘酒を温め、モリンガを加えてよく混ぜる。

Moringa recipe 2

スムージー

冷蔵庫に野菜がなくても
モリンガパウダーを入れれば
栄養満点のスムージーが作れます！

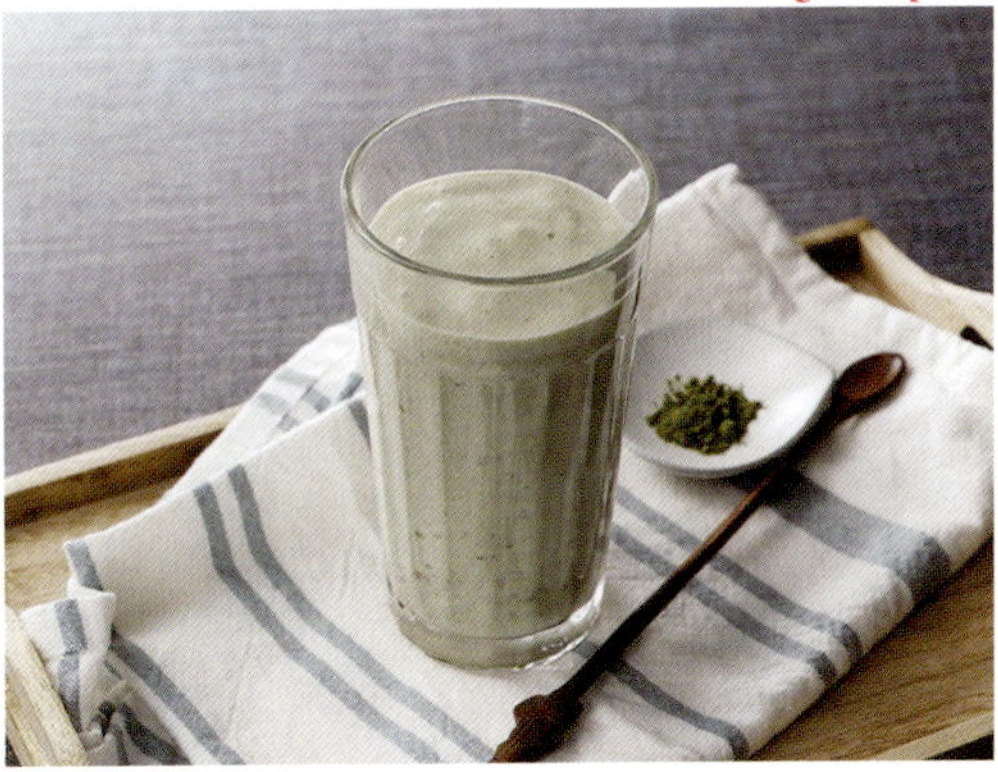

材料(2人前)

- バナナ……1本
- 豆乳……200ml
- モリンガパウダー……小さじ1/2

作り方

① バナナは皮をむき、2cm幅に切る。
② 豆乳、モリンガパウダーと共にミキサーにかける。

一言メモ　お好みで、リンゴ、小松菜、アボカドなど季節の果物や野菜を加えてください。豆乳をアーモンドミルク、牛乳、ヨーグルトに替えても美味しいです。

Moringa recipe 3

モリンガラテ

温めた牛乳にはちみつとモリンガを加えました。モリンガと牛乳の安眠効果に癒されます。

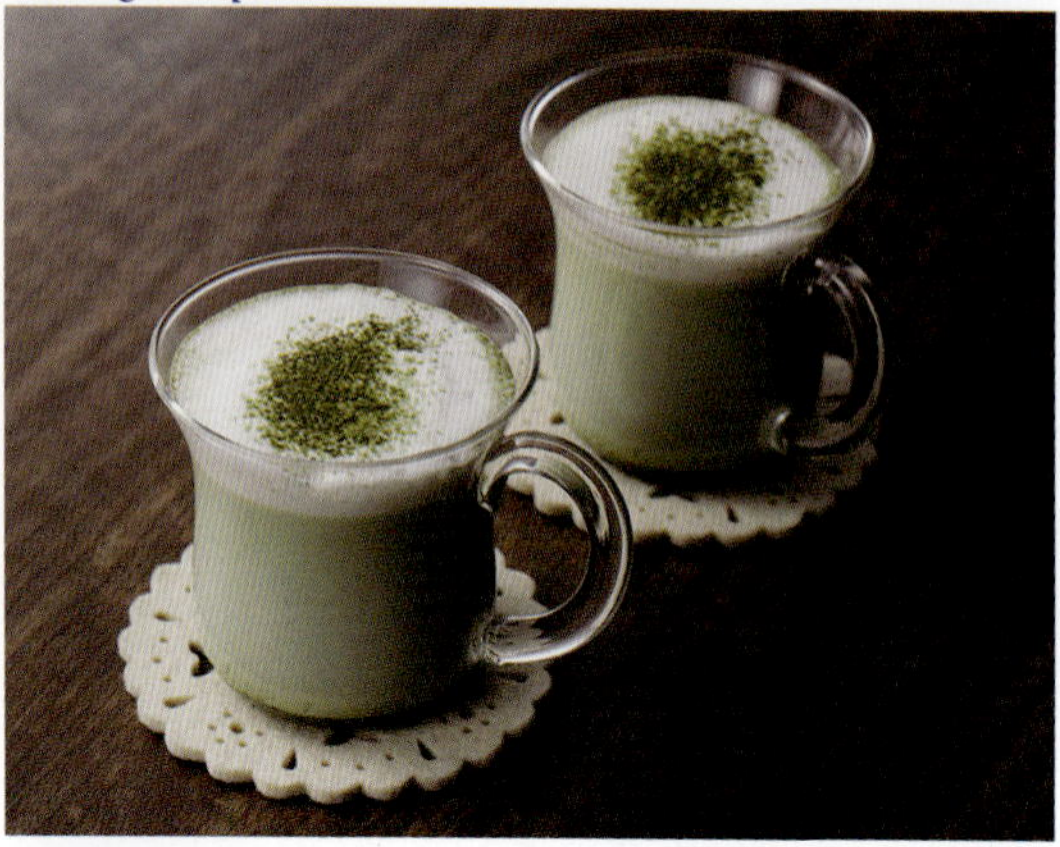

材料(2人前)

- 牛乳……120ml
- はちみつ……大さじ1/2
- モリンガパウダー……小さじ1

作り方

① 小鍋に牛乳を入れて温める。

② はちみつとモリンガパウダーを加え、溶けるまでよく混ぜる。

③ 沸騰寸前で火からおろし、カップにそそぐ。

一言メモ　はちみつが苦手な方や、お子様には砂糖やメープルシロップをお使いください。

Moringa recipe 4

モリンガ白玉ぜんざい

抹茶の代わりにモリンガを入れた白玉団子を小豆と一緒にぜんざいにしました。夏は冷たく、冬は温かくいただけます。

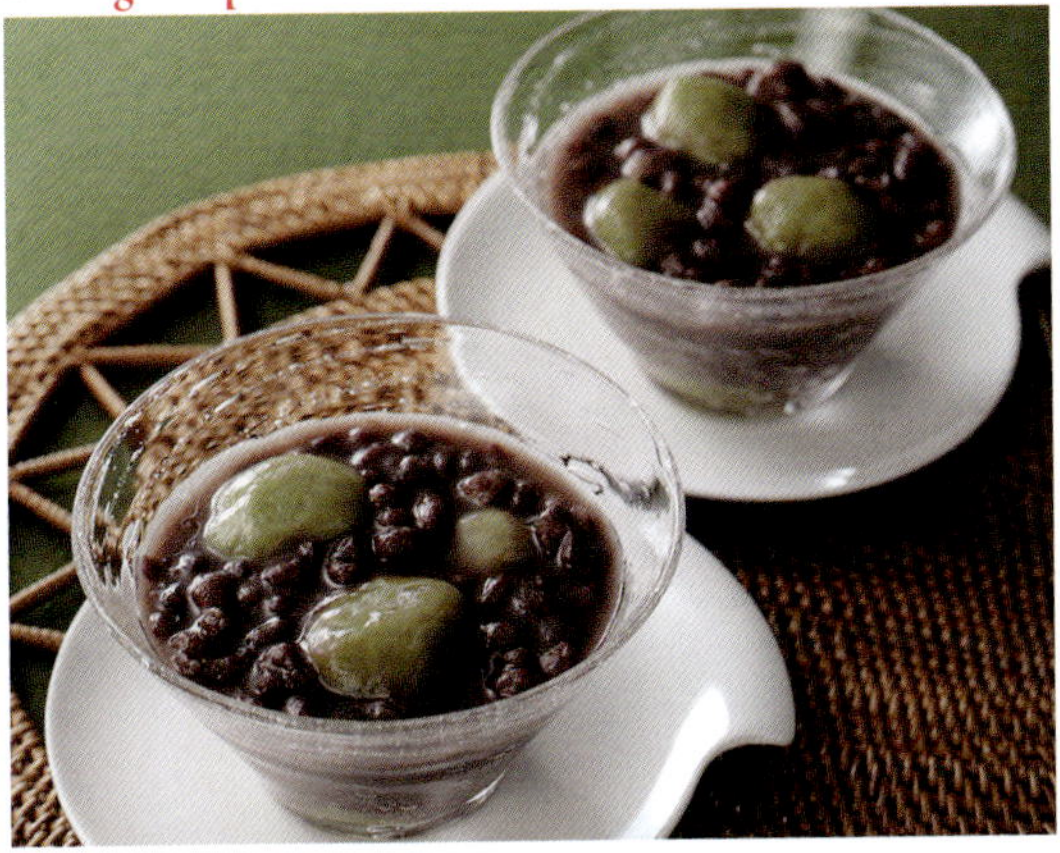

材料(2人前)

- 小豆……120g
- 砂糖……50g
- 白玉粉……100g
- 水……100ml
- モリンガパウダー……小さじ2

作り方

① 小豆は洗ってから圧力鍋に入れ、2倍くらいの水を入れて火にかける。一度沸騰したらざるにあけてゆでこぼす。

② ①の小豆と水500mlを圧力鍋に入れて蓋をし、(圧力鍋の大きさ次第ですが)圧がかかってから30分加熱する。

③ 火を止めて自然に圧が抜けたら、蓋を開け、好みの水分量になるまで煮詰める(あんこの完成)。

④ モリンガパウダーを加えた白玉粉に水を入れ耳たぶくらいの柔らかさになるまでこねる(水の量は白玉粉のメーカーにより調整)。

⑤ ④をお好みの大きさに丸める。

⑥ 沸騰したお湯に白玉団子を投入し、浮いてから2分程ゆでる。

⑦ ゆであがったら網ですくって氷水をはったボウルに入れる。

⑧ 白玉団子とあんこを器によそっていただく。

モリンガヨーグルト

ヨーグルトにモリンガを加えてヘルシーに。
牛乳か水を加えて飲むヨーグルトにしても美味しくいただけます。

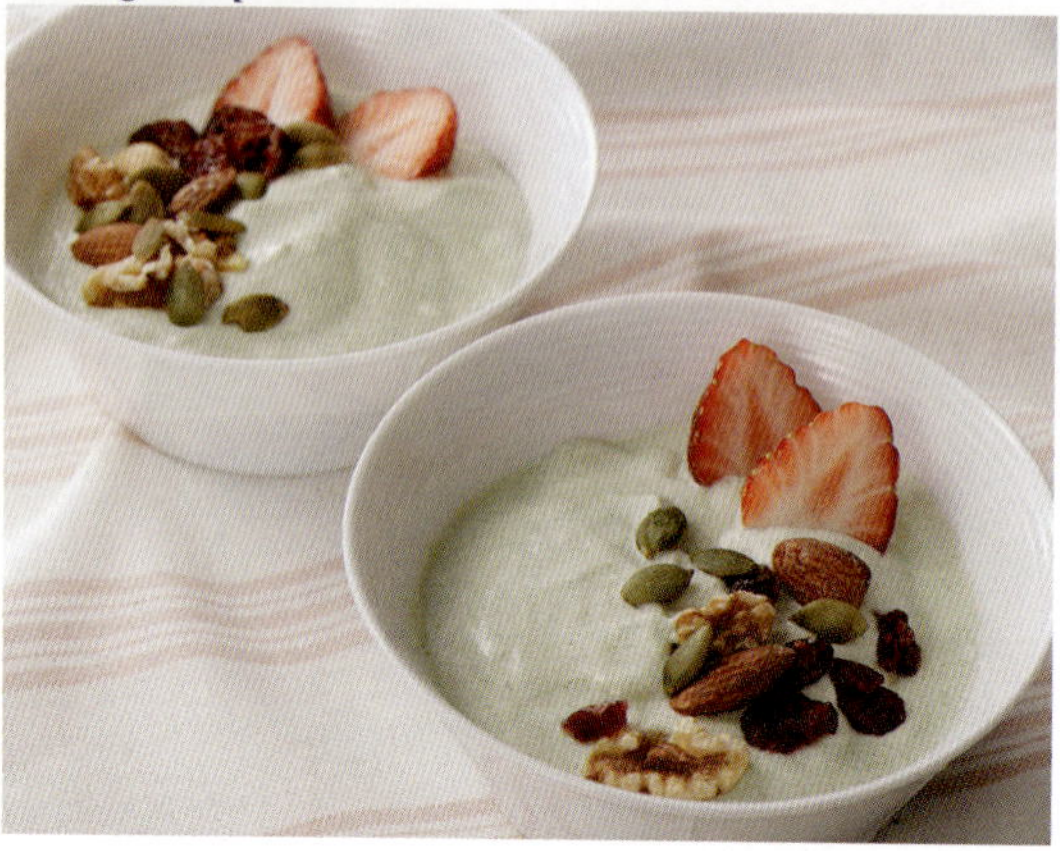

材料(2人前)

- ヨーグルト……300g
- モリンガパウダー……小さじ1
- メープルシロップ……大さじ1
- お好みで……バナナ、いちご、ベリー類、ナッツなど

作り方

① お好きなヨーグルトにモリンガパウダー、メープルシロップを混ぜ、フルーツやナッツをトッピングする。

一言メモ　甘みやトッピングはなくても構いません。その場合はモリンガの苦みを感じる場合があるので、量を控えめにしてもいいかもしれません。

Moringa recipe 6

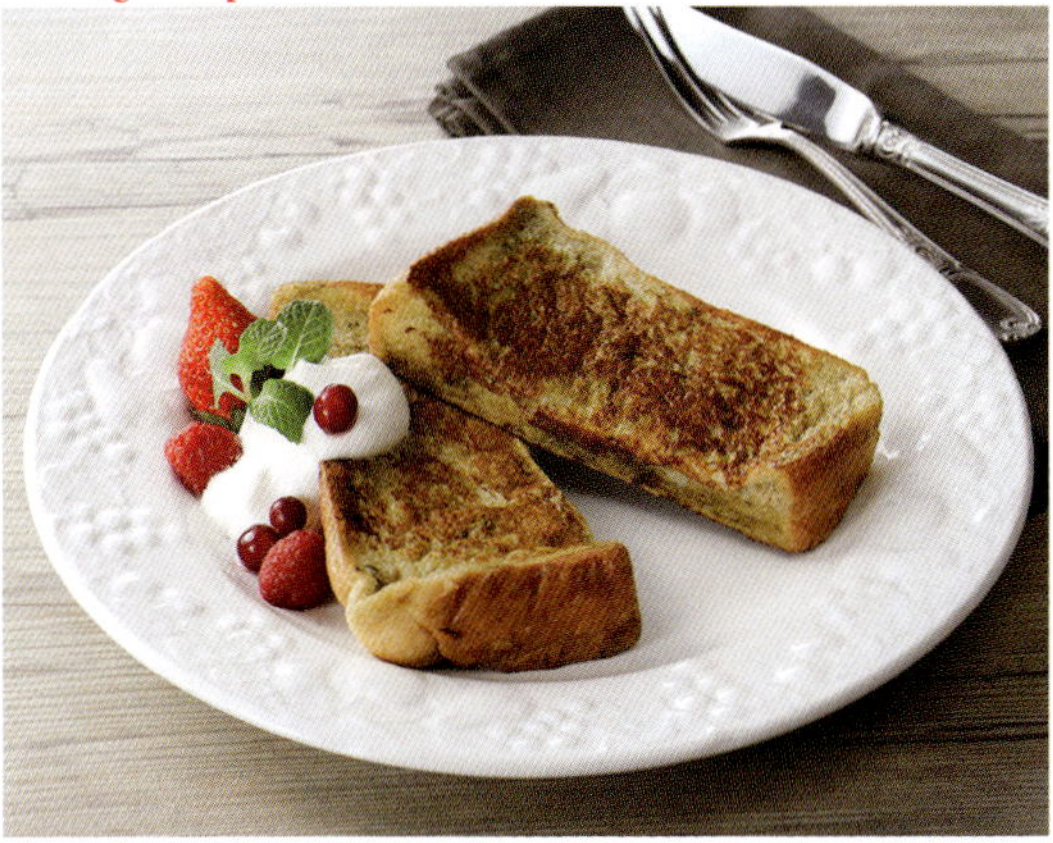

フレンチトースト

モリンガも一緒にパンにひたして
フレンチトーストに！

材料（2人前）

- 卵……1個
- 牛乳……80ml
- 砂糖……大さじ1
- モリンガパウダー……小さじ1/2
- 食パン……1枚
- バター……5g

作り方

① 卵を溶きほぐし、牛乳、砂糖、モリンガパウダーをよく混ぜて、半分に切った食パンを一晩ひたしておく。

② フライパンを弱火で熱し、バターを入れて溶かす。

③ ①のパンを入れてじっくり両面焼く。

一言メモ　お好みで、生クリーム、アイスクリーム、フルーツ、黒蜜やあんこなどと一緒に召し上がってください。食パンではなく、バゲットやクロワッサンを使っても美味しくいただけます。

モリンガとくるみのパウンドケーキ

モリンガの薄緑がきれいなパウンドケーキです。

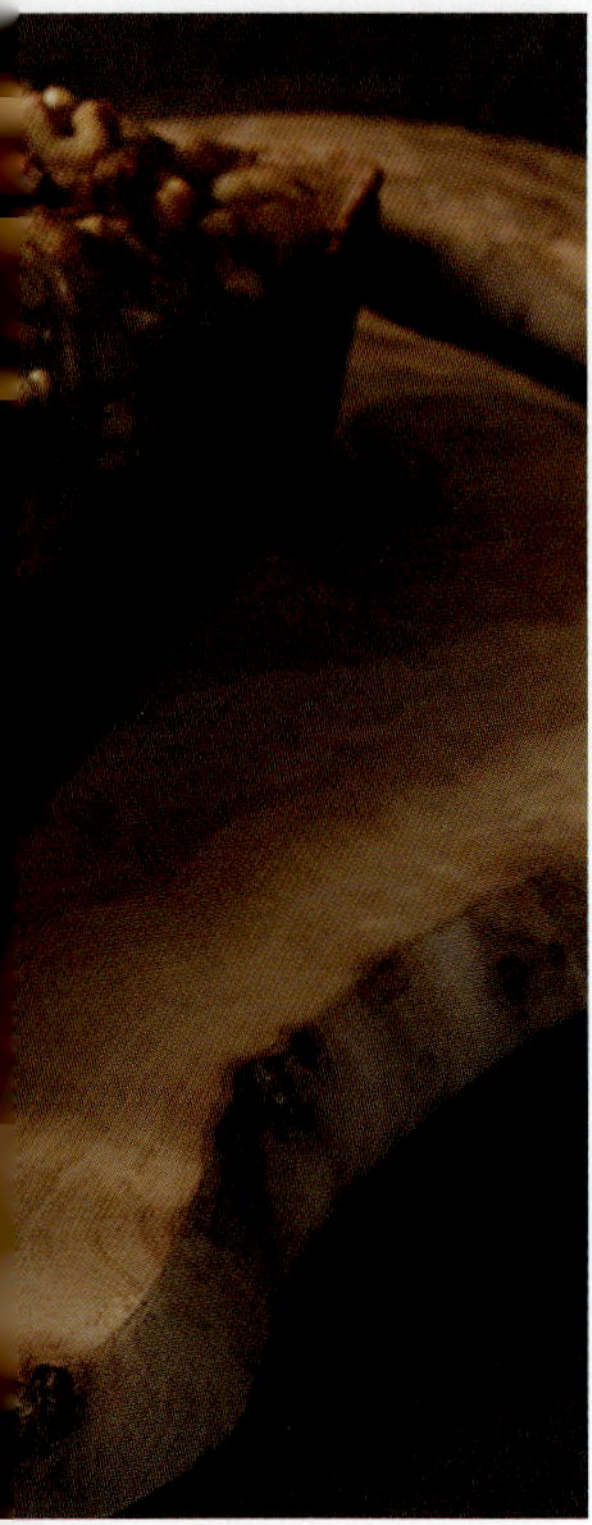

材料(18cm×8cm×6cm型)

- バター……120g
- 砂糖……90g
- 塩……1つまみ
- 卵……100g(約2個)
- 薄力粉……120g
- ベーキングパウダー……3g
- モリンガパウダー……小さじ2
- 牛乳……30ml
- くるみ(トッピング)……30g程度

⑤ 泡だて器をヘラに替え、粉類を入れ、グルテンが出ないようさっくりと混ぜる。

⑥ 生地を半分に分け、一方にはモリンガパウダーを加えて混ぜたあと、3つに分けてもう一方のプレーンの生地に入れ、縦に3回切り混ぜマーブル模様にする。

⑦ マーブル模様がくずれないように大きめにすくって、型に生地を入れていき、上にくるみをのせて飾る。

⑧ オーブンに入れて180度で45分焼く。

⑨ 竹串を刺しても生の生地がついてこなかったらオーブンから取り出す。

⑩ 冷めたら型から取り出す。

一言メモ　煮豆やホワイトチョコレートを入れても美味しいです。

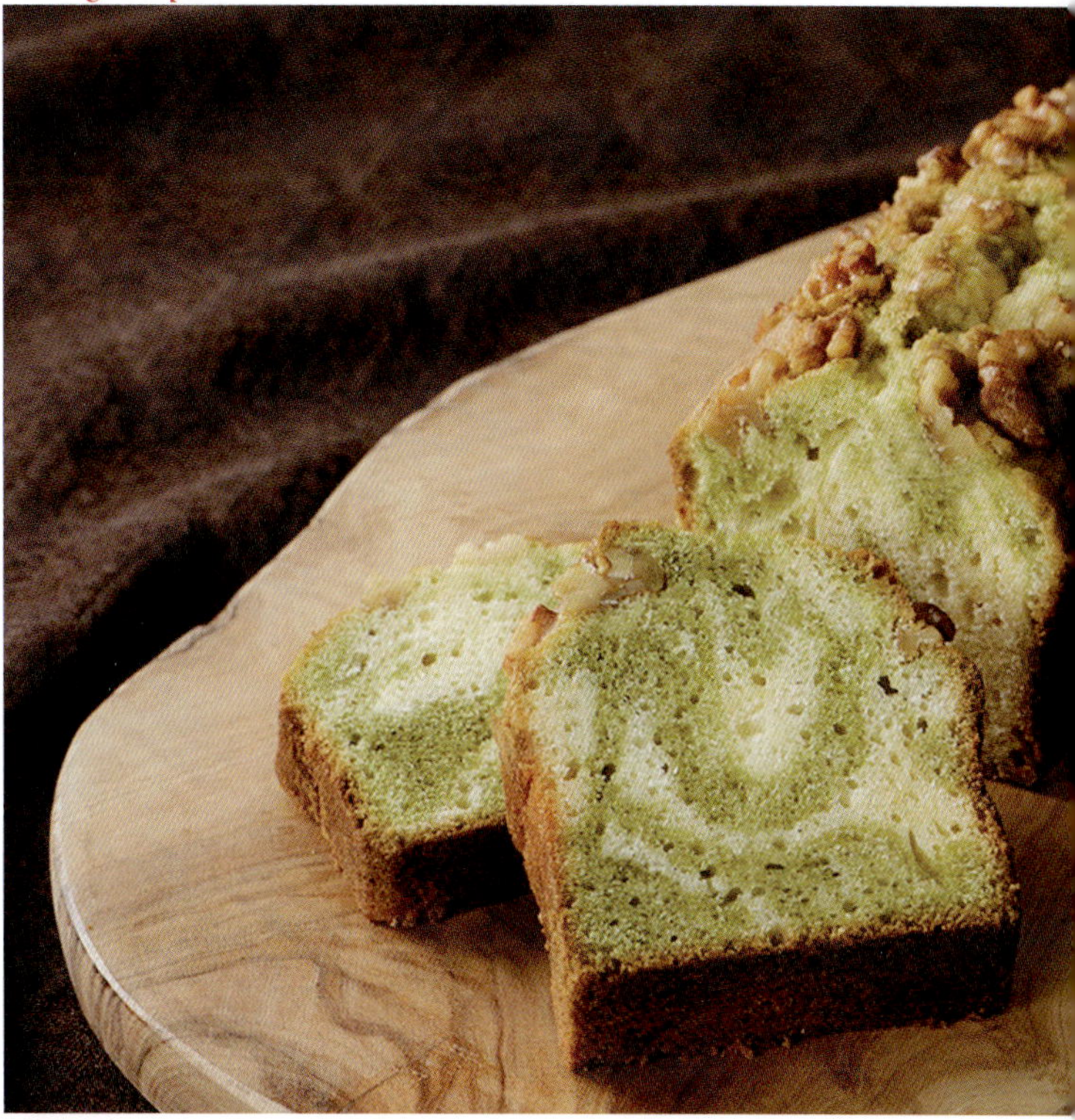

作り方

準備

- バターは室温に置き、指で押してへこむくらい柔らかくしておく（1cmの厚さに切っておくと混ぜやすい）。
- 卵は常温に戻し、殻を割ってほぐしておく。
- 薄力粉、ベーキングパウダーはあわせてふるっておく。
- オーブンは180度で予熱する。
- 型にオーブンシートをしいておく。

① ボウルにバターを入れて泡だて器でマヨネーズ状にする。

② 塩と砂糖を加えて、粒が溶けて白っぽくなるまですり混ぜる。

③ 卵をまずは大さじ1杯、なじんだらもう少し、というように少しずつ加えその都度泡だて器で混ぜる（分離しないように注意！）。

④ 牛乳を加えよく混ぜる。

Moringa recipe 8

海老とモリンガのクリームジェノベーゼ

クリームとチーズによく合う！
モリンガはメインディッシュに入れても合うのです！

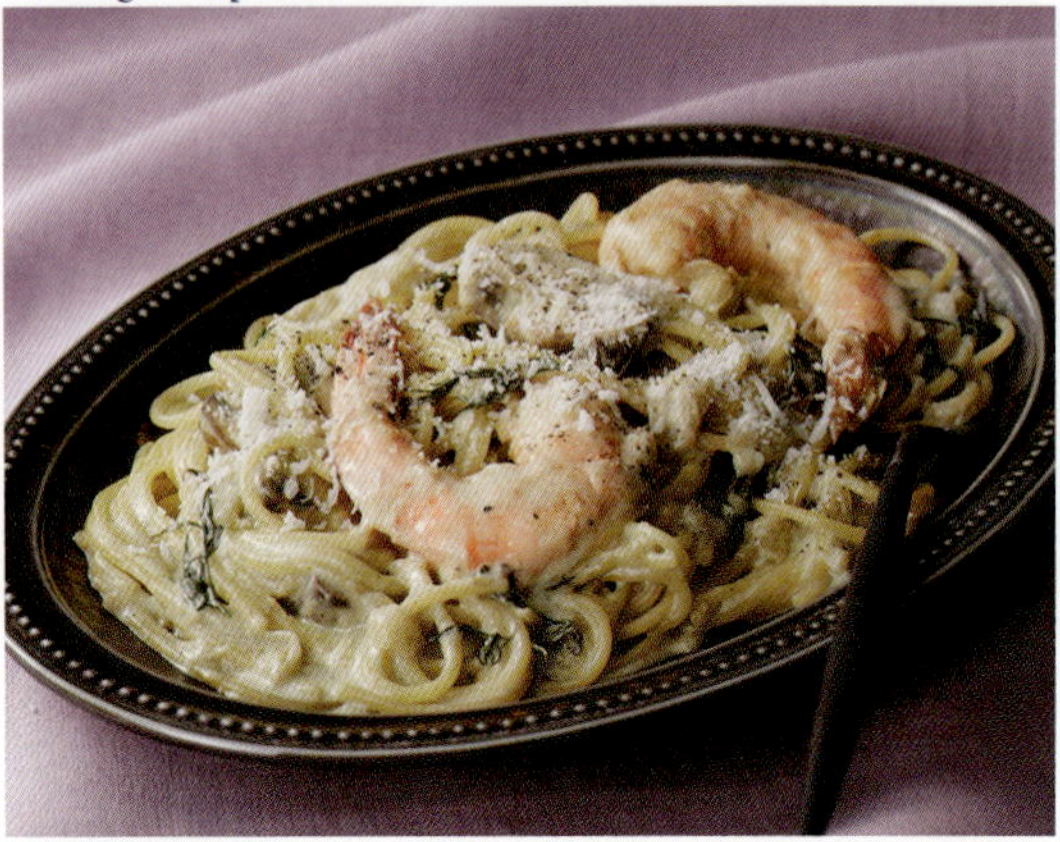

材料(2人前)

- 海老……6尾　●にんにく……2片
- 玉ねぎ……1/2個　●マッシュルーム……5個
- 牛乳……100ml　●生クリーム……100ml
- 塩……小さじ1　●ブラックペッパー……小さじ1/2
- モリンガパウダー……小さじ1
- お好きなパスタ……200g　●オリーブオイル……大さじ4
- ディル……お好みで、適量　●粉チーズ……適量

作り方

① にんにくはみじん切り、玉ねぎは薄切り、マッシュルームは縦半分に切る。海老は皮をむく。

② 鍋にたっぷりのお湯を沸かし、大さじ1程度の塩(分量外)を入れて、パスタをゆでる。

③ フライパンにオリーブオイルとにんにく、玉ねぎを入れ、中火で炒める。

④ 玉ねぎが透明になってきたら、マッシュルームを加えて炒め、油がまわったら海老を加え炒める。

⑤ 海老の色が変わったら、牛乳と生クリーム、モリンガパウダー、塩、ブラックペッパーを加え、少し煮詰める。

⑥ 茹であがったパスタを⑤に加え、お好みでちぎったディル、粉チーズをかけていただく。

一言メモ　オイルベースのパスタにも、トマトソースのパスタにもよくあいます！　色んな味で挑戦してみてください。

Moringa recipe 9

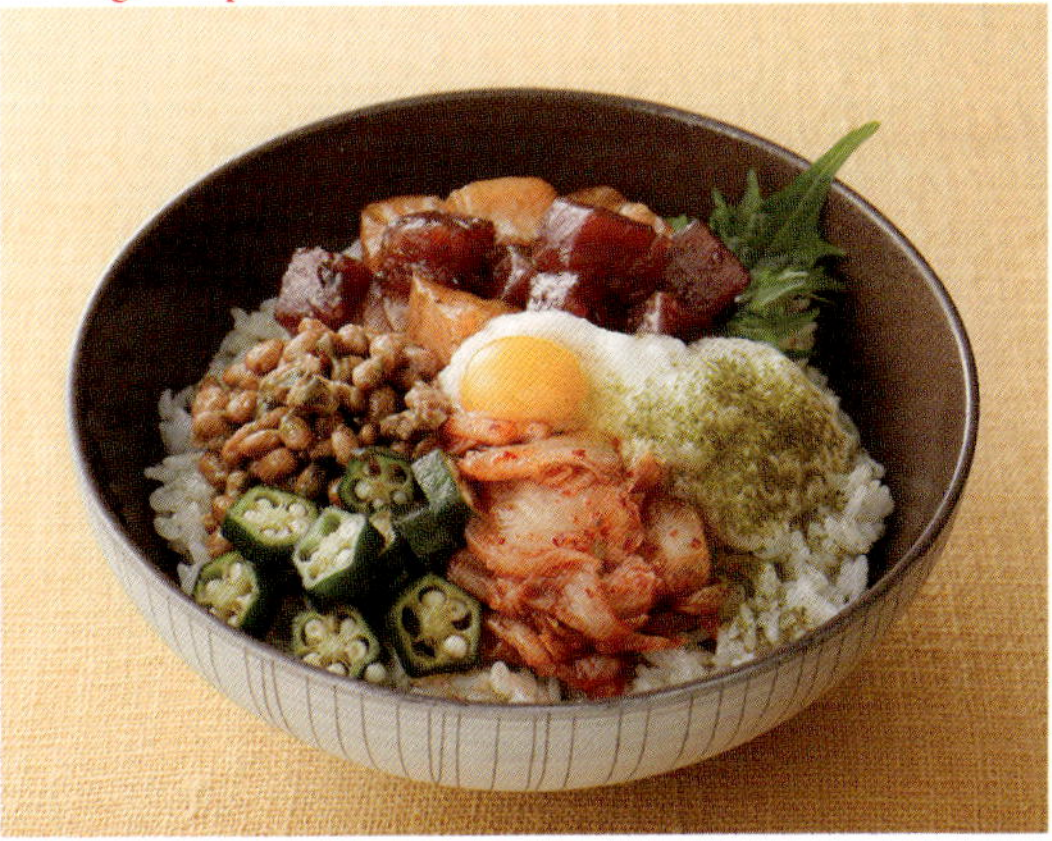

ねばねば丼

食欲がないときでもさらっと気軽に食べられるねばねば丼にモリンガを入れてさらにヘルシーに仕上げました。

材料(2人前)

- おくら……1本
- 長いも……5cm程度
- 納豆……1パック
- キムチ……30g
- お刺身……70g
- ごま油……小さじ1/2
- 塩……少々
- うずらの卵……1個
- ごはん……1膳分
- モリンガパウダー……全体で小さじ1程度

作り方

① おくらはヘタの部分を切り、まな板の上で塩(分量外)をまぶして転がしてから洗い流しうぶ毛をとる(お好みでゆでても可)。

② 長いもは皮をむき、すりおろしておく。

③ 納豆は添付のたれまたは醤油とひとつまみのモリンガパウダーを加えて混ぜておく。

④ お刺身はごま油、塩、ひとつまみのモリンガパウダーで和えておく。

⑤ 丼にごはんをよそい、ひとつまみのモリンガパウダーをかけて全体が均一になるようよく混ぜる。

⑥ ⑤の上に①~④、キムチ、うずらの卵の黄身を彩りよく並べ、仕上げにモリンガパウダーをふりかける。

一言メモ　その他、アボカドやめかぶなど冷蔵庫にあるものでさっと手軽にヘルシーに作れます!

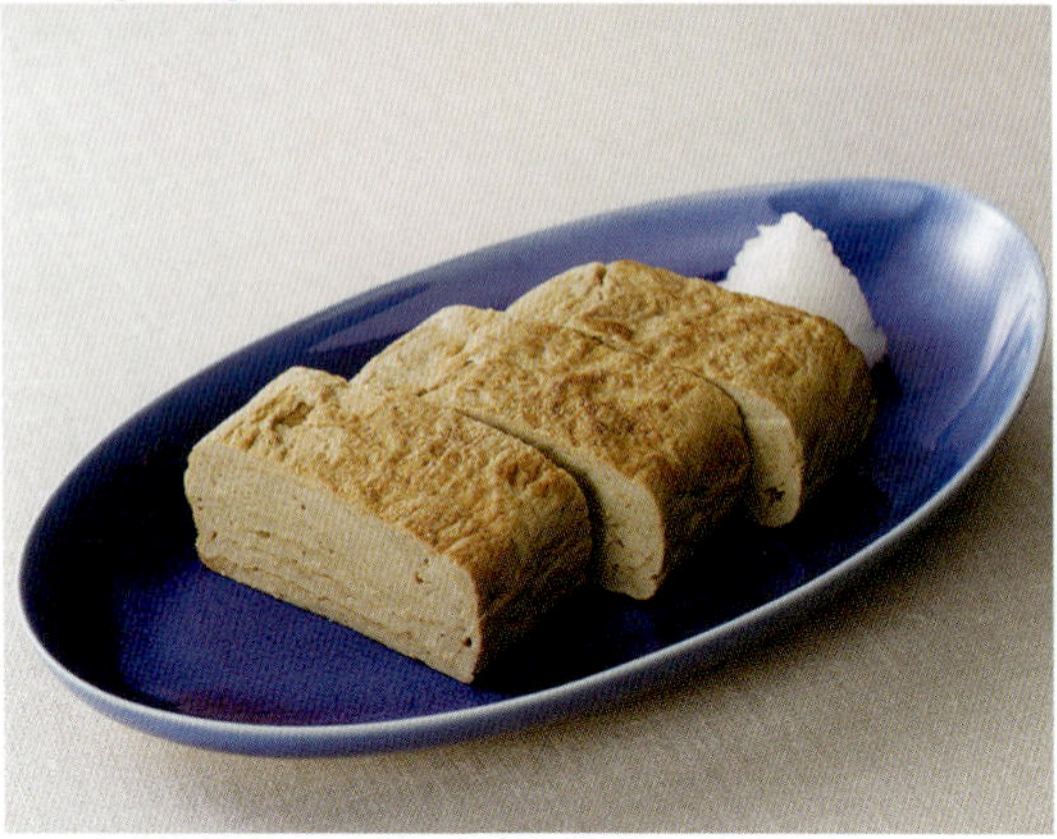

卵焼き

いつもの卵焼きにモリンガを入れてヘルシーに。
朝食にもお弁当にも。

材料(2人前)

- 卵……3個
- 白だし……大さじ1(メーカーによる)
- 水……大さじ2
- モリンガパウダー……小さじ1
- サラダ油……適量

作り方

① 卵を溶きほぐし、白だし、水、モリンガパウダーを加えて泡立たないように混ぜる。

② 卵焼き器を熱して、サラダ油をひき、①を少しずつ入れて巻いていく。

一言メモ 白だしの分量はメーカーの指定量で作ってください。

Moringa recipe 11

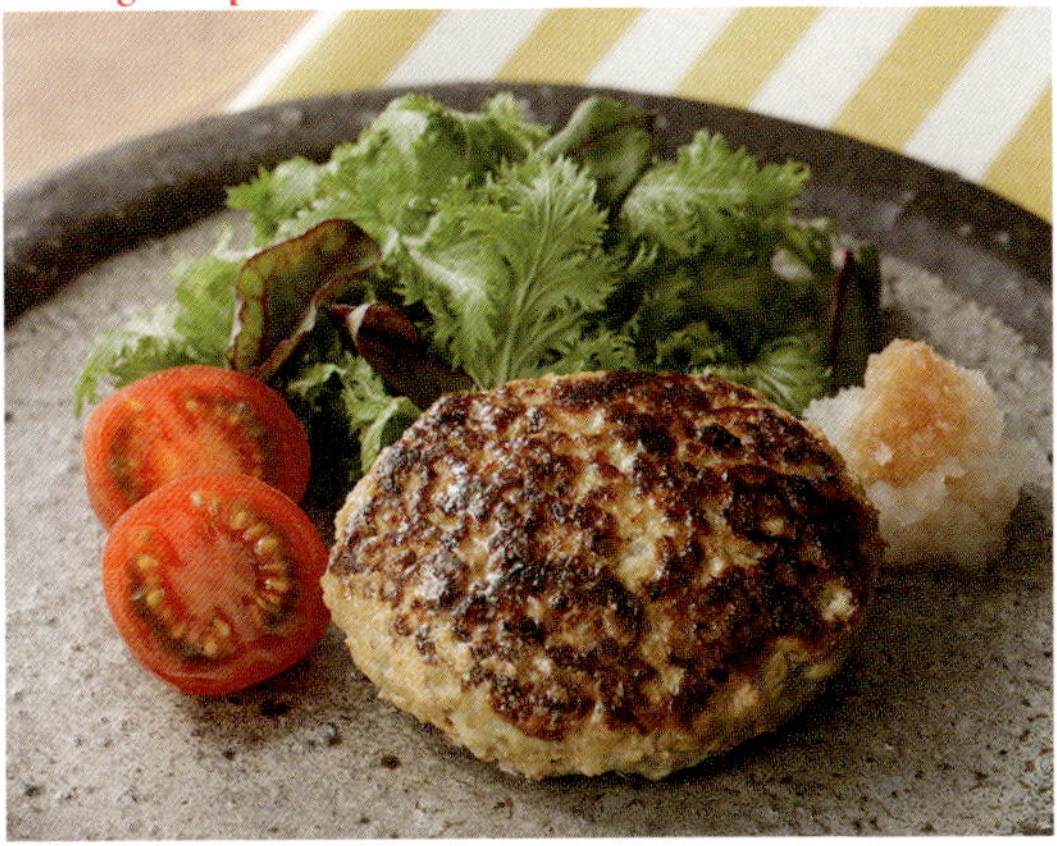

豆腐ハンバーグ

鶏むね肉と豆腐のヘルシーなハンバーグです。しっとり柔らかな食感でお子様からお年寄りまで召し上がっていただけます。

材料(2人前)

- 鶏むねひき肉……200g
- 木綿豆腐……200g
- 長ねぎ……1/4本(30g)
- 塩……小さじ1/2
- こしょう……少々
- モリンガパウダー……小さじ1/2
- しょうゆ……小さじ1
- みりん……小さじ2
- 卵……1個
- ポン酢、大根おろし……お好みで

作り方

① 長ねぎはみじん切りにする。

② ボウルに豆腐を入れてよく潰す。

③ ②に鶏ひき肉、①の長ねぎ、卵、調味料、モリンガパウダーを加えて、粘りが出るまでよく混ぜる。

④ 手を水で濡らし、小判形に成形する。

⑤ フライパンにサラダ油(分量外)をひき、④を並べて中弱火でじっくり焼く。焼き目がついたら裏返し、蓋をして約3分程中に火が通るまで焼く。

一言メモ　とろけるチーズをちぎって入れても美味しくいただけます。

Moringa recipe 12

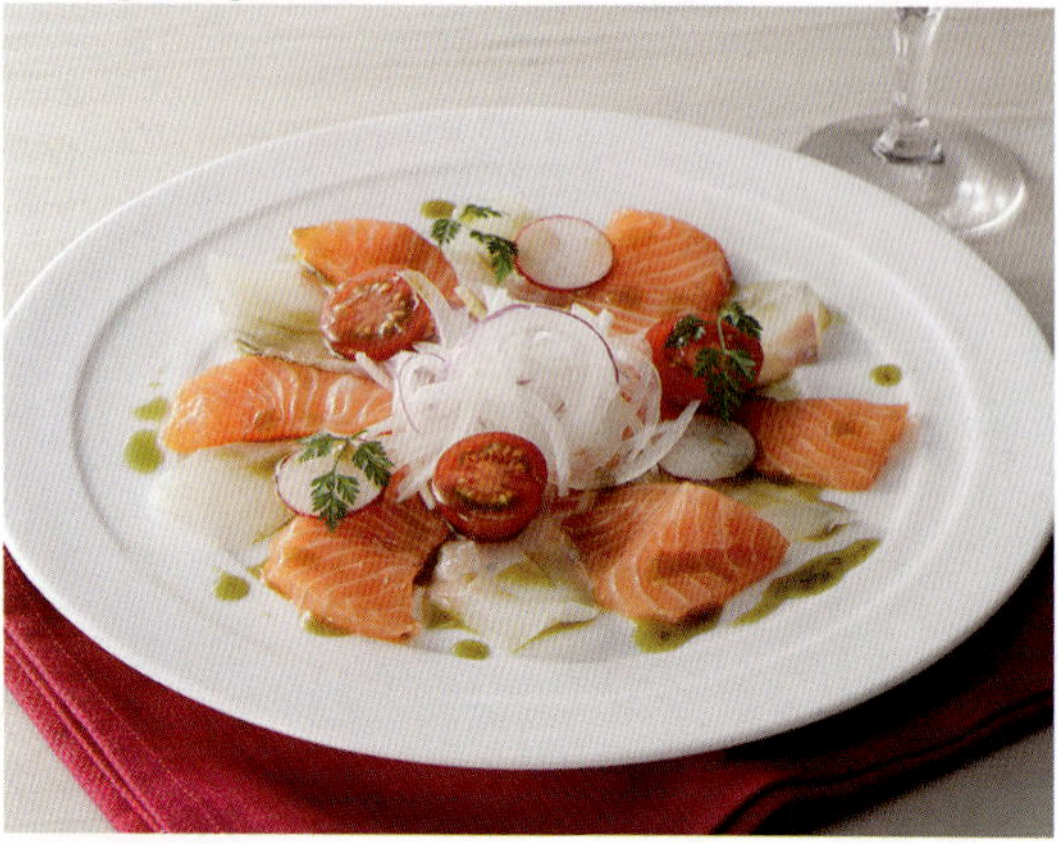

カルパッチョ

モリンガオリーブオイルは青々としたフレッシュな香りが爽やかで、サラダのドレッシングや魚のソテー、パスタ、と様々に使っていただけます。

材料（2人前）

- お好きなお刺身……適量
- オリーブオイル……大さじ2
- モリンガパウダー……小さじ1/2
- 塩……適量

作り方

① 小さなボウルにオリーブオイルとモリンガパウダーを入れてダマにならないようよく混ぜる。

② 皿にお刺身を盛りつけ、上から①と塩をふりかけていただく。

一言メモ　お好みでレモンを搾ったり、ブラックペッパーやピンクペッパー、ハーブを添えると美味しいです。

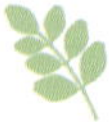

Moringa recipe 13

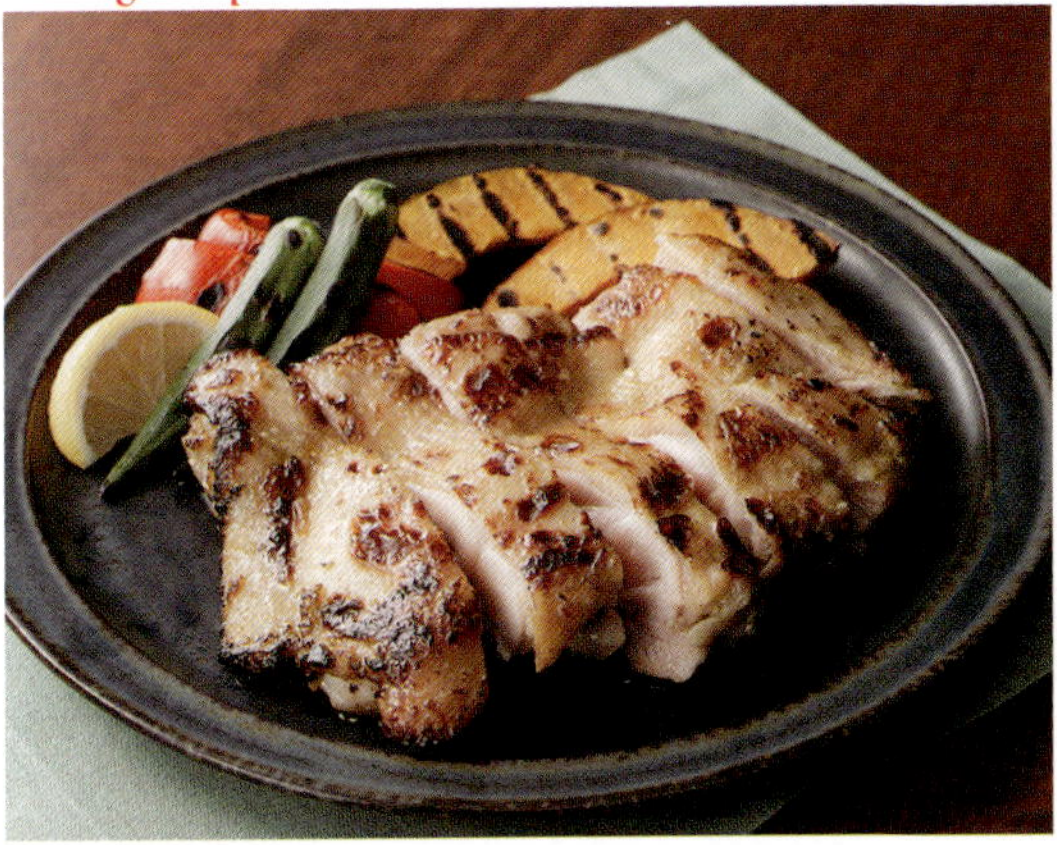

塩麹チキングリル

塩麹の力でチキンがしっとり柔らかに。
モリンガで栄養も補います。

材料（2人前）

- 塩麹……大さじ5
- モリンガパウダー……小さじ1/2
- 鶏もも肉……2枚
- 油……大さじ1

作り方

① 塩麹とモリンガパウダーを混ぜておく。

② 鶏もも肉は少し切れ込みを入れるかフォークで何箇所か刺し、バットに並べて、①をまんべんなく揉み込み30分以上置く。

③ フライパンに油をひき中火で熱し、鶏もも肉を皮目から焼く。

④ いい焼き色になったら裏返して蓋をし、中弱火で5～7分程中に火が通るまで焼く。

⑤ 蓋を取って余計な油をキッチンペーパーで吸い取りながらこんがりと焼き目をつける。

一言メモ　②の揉み込んだ状態で冷凍もできます。オーブンや魚焼きグリルで焼いても美味しくいただけます。

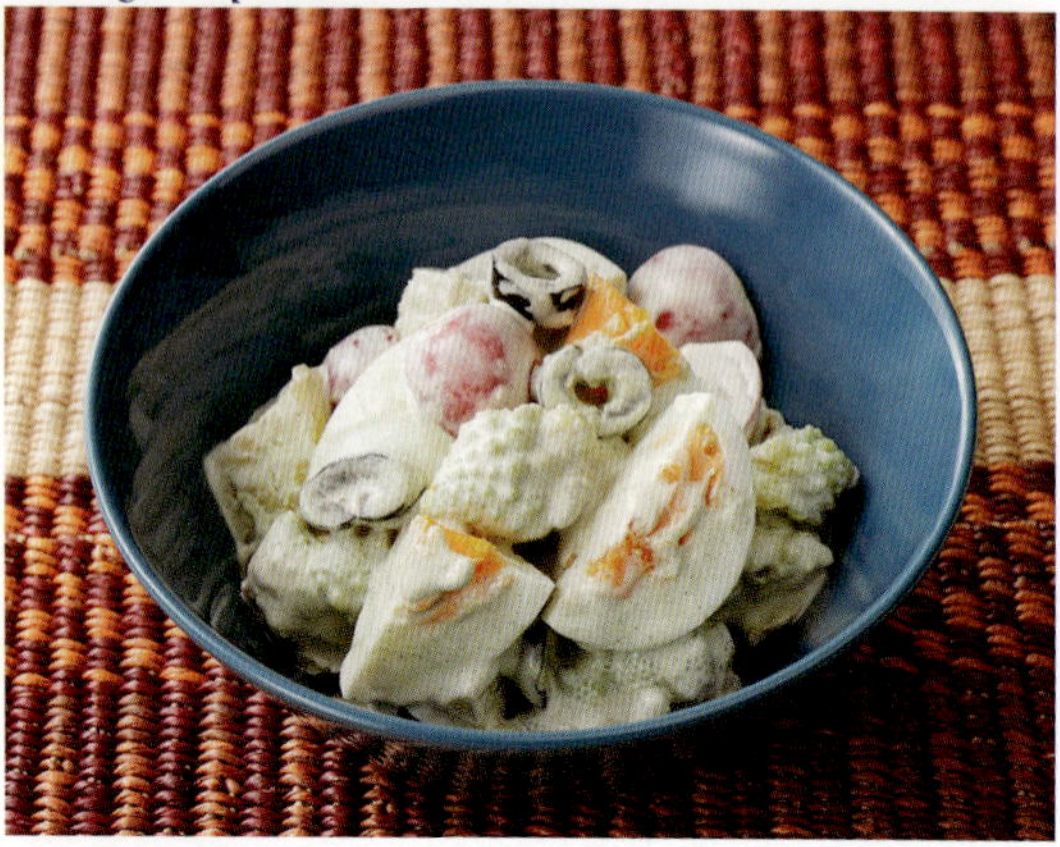

デリサラダ

モリンガ＆マヨネーズで、
野菜が苦手な人でも食べやすく。

材料（2人前）

- 卵……2個　●じゃがいも……1個（50g）
- オリーブ（種抜き）……15g　●カリフラワー……100g
- フライドオニオン……大さじ1

◎和え衣

- マヨネーズ……大さじ2　●ヨーグルト……大さじ2
- レモン汁……小さじ1/2　●ブラックペッパー……小さじ1/2
- 塩……小さじ1/3
- モリンガパウダー……少々

作り方

① 卵は沸騰したお湯に入れて、9分ゆでて、水にとり冷えたら殻をむく。

② カリフラワーは小房に分けてから小さじ1の塩（分量外）を入れた熱湯で1分半程ゆでてざるにあける。

③ じゃがいもは皮をむいて2cm角に切り、ラップでくるんでレンジにかける（600W3分）。

④ ボウルにマヨネーズ、ヨーグルト、レモン汁、ブラックペッパー、モリンガパウダー、塩を入れてよく混ぜる。

⑤ 1口大に切ったゆで卵、カリフラワー、じゃがいも、オリーブ、フライドオニオンを④のマヨソースで和える。

一言メモ　お好みの野菜や、ツナ、ハム、マカロニなど、様々な具材で召し上がっていただけます。

Moringa recipe 15

ミネストローネ

たっぷり野菜のミネストローネにモリンガとしょうがを入れて少しガーナ風にしてみました。

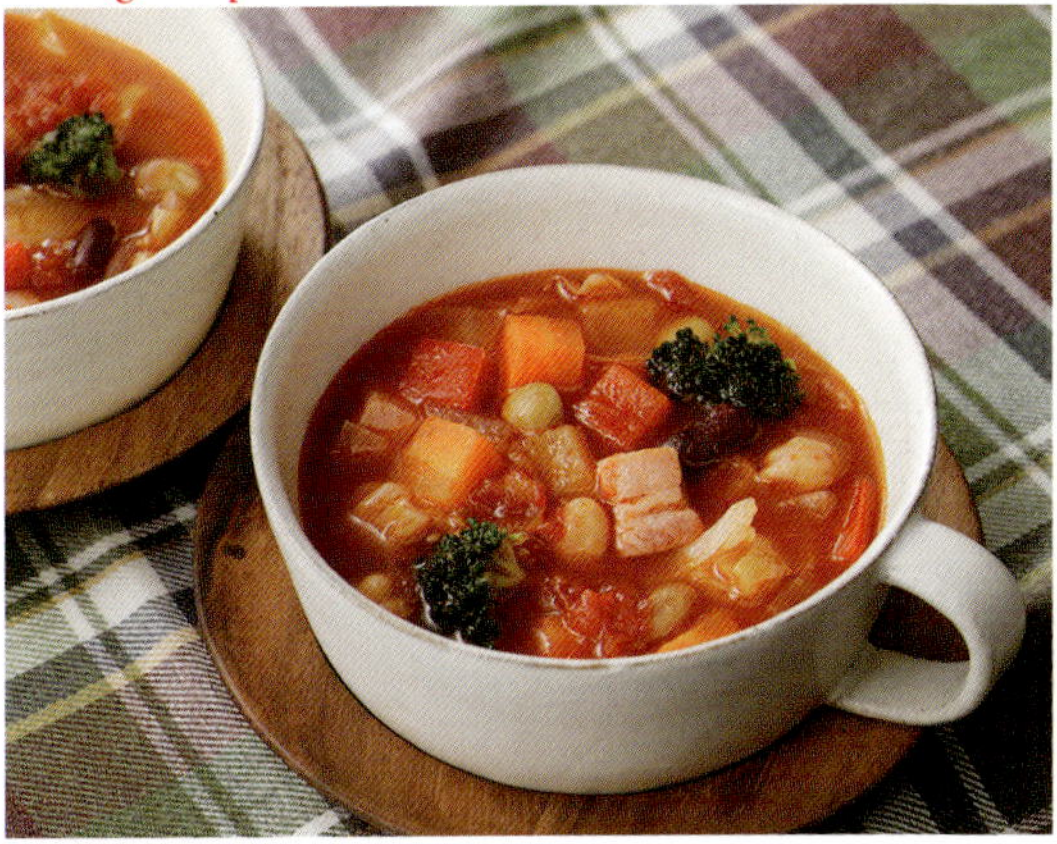

材料（2人前）

- 玉ねぎ……1/2個　● パプリカ……1/2個
- ブロッコリー……1/6個（70gくらい）
- キャベツ……2枚　● にんじん……1/4本
- しょうが……3g　● ベーコン……50g
- ミックスビーンズ水煮……1パック（50g）
- サラダ油……大さじ2　● トマト缶……1/2缶
- 塩……大さじ1/2
- モリンガパウダー……小さじ1
- コンソメ……小さじ1　● 水……600ml
- ブラックペッパー……適量

作り方

① ブロッコリーは小房に分け、しょうがはみじん切りにする。その他の野菜とベーコンはすべて2cm角に切る。

② 鍋にサラダ油を入れて加熱し、油が温まったらミックスビーンズと①をすべて入れ中火で炒める。

③ 野菜に火が通るまで5分程炒める。ここでしっかり炒めると野菜のコクや甘みが出て美味しいスープになる。

④ トマト缶を加え軽く全体になじませたら、水と塩、コンソメ、モリンガパウダー、ブラックペッパーを加え、弱火にする。

⑤ 20分程煮て、全体に火が通り味がなじんだら完成。

一言メモ　野菜はお好みでなんでも構いません。セロリやかぶ、いんげん、きのこなど季節の野菜を入れてみてください！

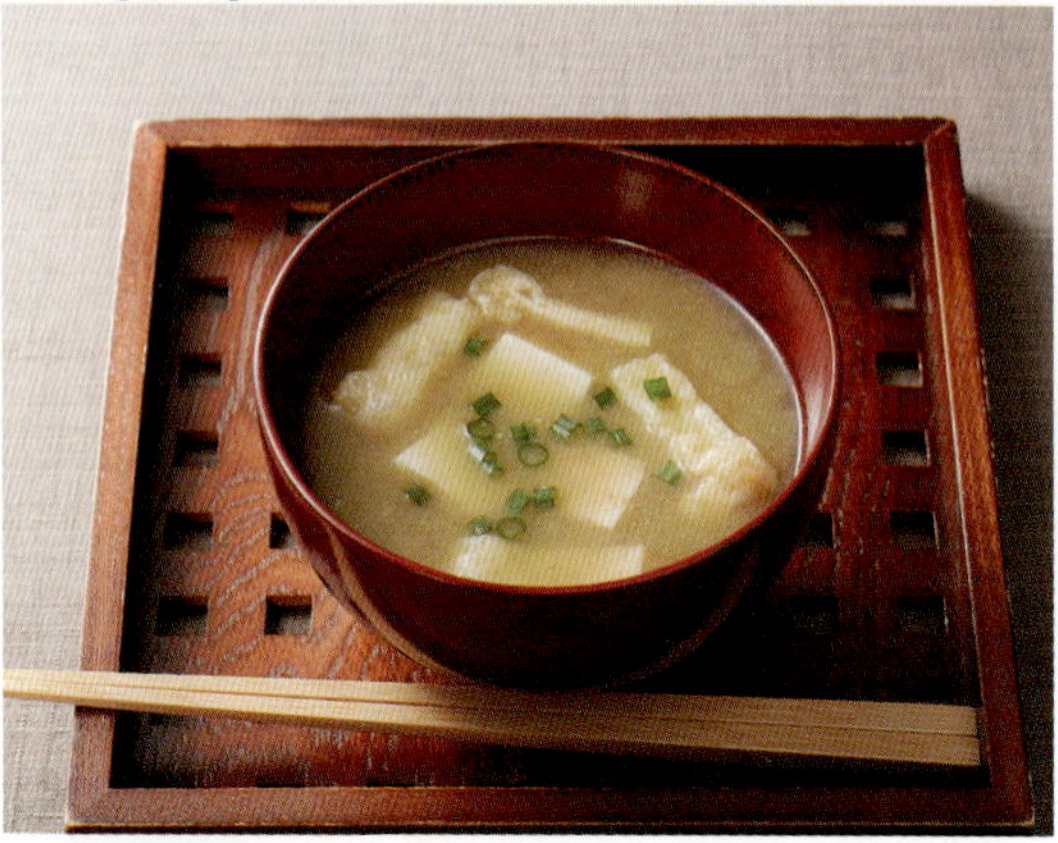

みそ汁

いつものみそ汁に
モリンガをひとさじ入れて健康に。

材料(2人前)

- 豆腐……200g
- 油揚げ……1/2枚
- 万能ねぎ……1本
- 味噌……大さじ2(40g)
- だし……600ml
- モリンガパウダー……小さじ1/2

作り方

① 豆腐は2cmの角切りにする。万能ねぎは小口切りにする。

② 油揚げは半分に切ってから1cm幅に切る。ざるに並べて熱湯(分量外)をまわしかけ軽くキッチンペーパーで表面をおさえて、油抜きをする。

③ 小鍋にだしを入れて火にかけ、豆腐と油揚げを入れて煮立たせる。

④ 沸騰して具材に火が通ったら火を止めて、味噌を溶き入れる。

⑤ 再度火をつけ、万能ねぎとモリンガパウダーを加え、沸騰寸前で火を止めてお椀によそう。

一言メモ　わかめや季節の野菜を入れても美味しくいただけます。

奇跡のモリンガ

大山知春
監修　江田 証

GENTOSHA

奇跡のモリンガ

contents

モリンガのここがすごい！

世界でいちばん栄養のある植物／300の病を防ぐと言われている／国連も注目する、貧困、栄養失調、環境問題の救世主！／1日スプーンひとさじで健康維持／和洋中すべての料理にあい、野菜不足の強い味方

モリンガパウダー商品紹介

簡単モリンガレシピ

甘酒／スムージー／モリンガラテ／モリンガ白玉ぜんざい／モリンガヨーグルト／フレンチトースト／モリンガとくるみのパウンドケーキ／海老とモリンガのクリームジェノベーゼ／ねばねば丼／卵焼き／豆腐ハンバーグ／カルパッチョ／塩麹チキングリル／デリサラダ／ミネストローネ／みそ汁

1章 私を「舌がん」から救ったモリンガ

●奇跡の「モリンガ」　010
●聞いたこともなかった「舌がん」　013
●がんの怖さは、術後から　016
●転移予防に、西洋医学は何もできない　022
●体に取り入れるものが体を作る　025
●がんの転移予防にモリンガを食生活に取り込む　030

2章 300の病を防ぐモリンガ

●アポトーシスを誘導し、がんを抑える　038
●肝臓、すい臓を守って、血糖値を低下　042

●コレステロール値を抑えて、動脈硬化を防ぐ　045
●高血圧を防ぐ栄養素が豊富　048
●尿酸値を改善し、痛風を防ぐ　050
●カルシウムとビタミンKが骨粗しょう症を予防　054
●血中リン濃度を下げてアルツハイマーを改善　058
column.1 媚薬としてのモリンガ　061

3章 体のバランスを整えるモリンガ

●高いデトックス効果で体の毒素を外へ　066
●新陳代謝を正常にして、やせられる　069
●15種類のミネラルで最高の睡眠を手に入れる　071
●46種類の抗酸化物質が疲れない体を作る　074

●プロラクチン値を上昇させ母乳の出を良くする 078
●2種類の食物繊維が腸内環境を整え、免疫力をアップ 081
column.2 モリンガオイルの栄光と没落の歴史 087

4章

モリンガを美味しく食べよう

●モリンガの摂取は基本的にパウダーで 092
●安全なモリンガパウダーの選び方 093
●モリンガパウダーの美味しい食べ方 101
●1日スプーンひとさじから 103
●妊活中のモリンガ摂取について 109
簡単モリンガレシピ
お粥 123／きんぴら 124／天ぷら 125／コロッケ 126／

アボカドとクリームチーズのモリンガディップ 127／あさりのアジアンスープ 128
column.3 伝統医療と現代医学の分かちがたい関係 129

5章 モリンガで美しい体を作る

●豊富な植物ホルモンが細胞や皮膚の老化を止める 132
●活性酸素を取り除き、血管を美しくする 134
●モリンガオイルで美肌に 138
●モリンガが美髪を作る 142
●モリンガオイルはヘアケアにもオススメ 145
column.4 古代ローマ&エジプトでも美容にモリンガオイル 149

6章 救世主となるか？ 世界のモリンガ

●水を浄化するモリンガ……154
●過酷な気候でも育つ驚異的な生命力……157
●原産地インドでのモリンガ……160
●ガーナのハーバルクリニックでも病気の治療に使われる……163
●新興国の新しい産業……166
column.5 病や老化のもとになる体の酸化・糖化を防ぐ、モリンガ……174
あとがき　監修者　江田 証……177
参考文献……185

1章

私を「舌がん」から救ったモリンガ

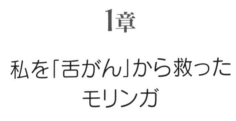

奇跡の「モリンガ」

アフリカで、「奇跡の木」「生命の木」と呼ばれる植物があります。
それが、「モリンガ」です。

私がモリンガと初めて出会ったのは、２０１３年。ガーナで暮らしていたときのことです。オランダのビジネススクールで一緒に学んだガーナ人クラスメイトと、卒業後、ガーナに渡り、起業しました。当時、ガーナには、まだ決済まで完結できるオンラインショッピングサイトがありませんでした。卒論を兼ね、現地でマーケットリサーチをした結果、ＺＯＺＯＴＯＷＮのようなビジネスをスタートしようと取り組んでいたのです。

現地で売られている、ちょっと毒々しい深緑色をしたペットボトル入りのジュースを見て、「これ、何?」と尋ねたことを覚えています。

「あぁ、それね。モリンガだよ。すごく体に良いヤツだよ」

聞けば、このモリンガ、葉には、90種類以上の栄養素が含まれているというのです。

「モリンガには、ものすごくたくさん栄養がつまっているんだ。糖尿病にも良いよ。痩せすぎの人には、体重を増やしてくれたり、太りすぎの人には、ダイエット効果があったり。体の不調を調整して、適切な状態にしてくれるよ」

モリンガは、地球上で最も栄養が豊富な植物と言われています。体内で作られない必須アミノ酸を、唯一、全て含む植物です。

根から葉まで余すところなく全て活用できます。最も栄養が集まる葉には、92種類の栄養素が含まれています。赤ワインの8倍のポリフェノール、牛乳の16倍のカルシウム、プルーンの82倍の鉄分が含まれているというのです。

原産地インドの伝統医学アーユルヴェーダでは、心身を浄化し、300もの病を防ぐとされています。アフリカ、東南アジア、南米など、亜熱帯性気候の地域に広く自生し、それぞれの国の伝統医療の中で様々な治療に使われています。ガーナでは、血液をきれいにしてくれると言われていました。

「こんなにすごい植物があったなんて！　いつか、このモリンガを日本に紹介しよう」

漠然と、でも確かにそう思いました。具体的な計画など、何もありませんでした。ただ、その想いは、意外な形で現実となることになりました。

聞いたこともなかった「舌がん」

２０１４年8月初旬のある日のこと。アメを食べて破片で舌を傷つけてしまったときのような、熱いお茶を飲んで火傷をしてしまったときのような、ヒリヒリとした違和感を舌に覚えました。

でも、そのように舌に傷がつく原因に覚えはなかったのです。不思議に思って、鏡で舌を見てみると、何も異変はありません。

おかしいなと思いながら、2週間ぐらい経つと、そこに、まるで口内炎のような小さな突起ができていました。

そのできものを見て、むしろ、「ああ、これのせいで、違和感があったのか」とホッとしました。でも、口内炎ができたことはあっても、舌に口内炎ができたことはこれまで一度もなかったので、こんなことはあるのだろうかと友人に尋ねてみました。すると、「舌に口内炎ができることもあるよ。私も、たまになるよ」と言われました。

もう何年も口内炎になっていなかったので気になったのですが、そう言われて、すぐに治るだろうと安心しました。

歯を磨くときにはチェックをしていたのですが、毎日見ていると、少しずつ大きくなっても、その成長に気づかないものです。

9月の半ばには、できものが豆粒大になっていました。口内炎に良いと言われるはちみつを塗ってみましたが、全く効果がありません。話したり、食べたりするときに、その患部に歯などが当たると痛いのですが、醤油を口にしてもしみることはありません。口内炎ができると、醤油がしみたので、口内炎ではなさそうだなと思い始めていました。

日本にいれば、すぐに近所の病院に行っていたのでしょうが、私が暮らしていたのは、アフリカのガーナ。

レントゲンがあれば、設備が整っている病院とみなされるぐらいの医療レベルです。医師も当てにならないので、インターネットで検索して調べてみました。

そこで初めて、舌にも良性腫瘍と悪性腫瘍(がん)があることを知りました。でも、悪性腫瘍の写真は、明らかに患部が腐ったように見え、「自分の症状とは違う」と思いました。

きっと、良性の腫瘍だろう、年末に日本に戻ったときに診《み》てもらおうと思ったのです。

しかし、9月下旬にさしかかった、ある朝。目を覚ますと、突然、舌のできものがドクンドクンと心臓が脈打つかのように、痛み始めたのです。

これは、おかしい。普通じゃない。

再び、インターネットで、舌がんについて調べました。進行した舌がんの写真が多い中で、1枚の写真に目が留まりました。

「初期舌がん」と書かれた写真でした。そこには、「患部が白っぽく硬くなる」という症状の説明がありました。

これだ！　これは、舌がんだ。間違いない。

鏡に映る自分の舌と、全く同じ写真でした。すぐに、日本行きの航空券を購入し、日本で検査を受けることにしました。

がんの怖さは、術後から

診断結果は、ステージ2の舌がんでした。

口腔がん自体は、日本のがん患者の1、2％と少数派で、その6割が舌がんだそうです。痛みが出ない場合も多く、舌の裏に発症したり、しこりとならずに赤くなったり白くなったりするだけのこともあります。

そのため、患部が直接見えるはずなのに発見が遅くなることが多く、口腔がん全体の5年生存率は、60％と低いそうです。

早くから痛みが出始めた私は、幸運でした。

「あと1ヶ月遅かったら、大変なことになっていたね」と、医師に言われました。

普通ならば、温存療法を検討したり、セカンドオピニオンを求めたりするのでしょうが、痛みがひどく、眠っていても2、3時間おきに目が覚めるような状態だったので、その余裕もありませんでした。

今手術すれば、3分の1の舌切除ですみ、術後も、食事や会話にほとんど支障が出ないといいます。歯に衣を着せず、でも丁寧に舌がんのタイプについて説明し、わかりやすく質問に答えてくれる医師でした。気が合うなと感じ、その場で手術日を決めてもらいました。

全く異常がなかったところから、わずか2ヶ月足らずで進行し、これだけの痛みが出るまでになったのです。そして、今このときもがんは進行しているのです。一刻も早く、病源を取り除いてもらいたい気持ちでいっぱいでした。

手術は、予定していた通り舌の3分の1の部分切除で無事に終わりました。術後、しばらくは経口で食事が摂れません。ゆっくり休んで日本食を楽しめるようになってから、また、ガーナに戻ろうと思っていました。

ところが、舌がんの場合、初年度の経過観察は、3週間毎に必要だと知ったのです。がん手術のあとには、経過観察が必要なことは知っていましたが、数ヶ月に一度だと思っていました。

舌がんは、頸部のリンパ節に近く、術後のリンパへの転移が多いのです。リンパへ転移すると、全身にがんが転移してしまいます。そのため、リンパに転移したら、すぐにリンパ節を切除するというのが一般的な舌がんの対症療法だそうです。

私の場合、腫瘍が筋肉層に達していたので、転移の確率は、40％と告げられました。

ガーナは日本から遠く、航空券はエコノミーでも20万円かかります。所要時間も乗り継ぎを含めて丸2日かかります。

そのため、ガーナに戻って暮らすことは、難しくなってしまいました。こんなことになるとは思っていなかったので、現地のスタッフや友人に別れも告げずに発《た》ったのです。戸惑いながら、日本での暮らしが始まりました。

病棟では、明らかに、私が一番若い患者でした。談話室へ行くと、「なんでこんなに若い子がいるのだろう?」と不思議がられ、よく話しかけられました。

切除範囲が、当初の予定の3分の1から2分の1に広がり、舌の再建手術が必要になったという50歳ぐらいの男性がいました。手首の肉の一部を再建手術に使うために摘出したところ、その腕に痺《しび》れが残ってしまったそうです。術後の回復も遅く、本来ならば3週間で退院の予定が、2ヶ月以上経っても、まだ退院の目処《めど》がたっていないと言っていました。

また、腫瘍を小さくしてから切除するため、放射線治療をして、これから切除手術を行うという年配の男性もいました。放射線治療をした首は、火傷でどす黒くただれていました。

急に、自分が置かれた状況が怖くなりました。彼らの姿は、近い将来の私の姿かもしれないからです。

これまでは、「とにかく早く対処しなくては」と気が張っていて、「早く対処すれば早期だから大丈夫」と、恐怖心を感じることはありませんでした。

しかし、実際には、手術をして終わりではないのです。

がんは5年間再発・転移が起こらなかったときに、初めて完治と言われます。自分の体に潜む見えない病が、いつ発覚するかという恐怖を抱えて生きていくことになるのです。

転移した場合、自分が次に行う治療が何か、その治療を行うとどうなるのか、といったことが想像できるようになり、楽観視していた自分の認識が甘かったことに気づきました。

転移予防に、西洋医学は何もできない

担当医に、転移予防のために医学的にできることはないのかと尋ねました。しかし、そのための薬はなく、抗がん剤も一定のがんにしか効かないため、予防には意味がないのだそうです。また、抗がん剤も放射線も、必ず副作用があり、それは10年後にあらわれることもあるので、やらずにすむならばやらない方が良いと言われました。

だから、症状が出てくるまで待って、出てきたときに素早く対処するのが一番だというのです。

がんは本来、老化により、細胞が傷つくことで発症します。私は、このとき、31歳。

若い人ががんになるということ自体が異例なので、特に、術後の経過には気をつける必要があるそうです。

では、転移予防のために何かできることはないのかと聞くと、「うーん、ストレスを溜めないとか、バランス良く食事を摂るとか、免疫力を高めるとかだね」と、月並みの回答でした。

免疫力を高めることの重要性は、あちらこちらで説かれています。ですが、実際に免疫力を上げるには、いったいどうしたら良いのでしょうか。

そもそも免疫力が高ければ、がんにはならないのです。がん細胞は、人の体の中で毎日数百〜数千個発生しているといいます。NK（ナチュラルキラー）細胞などが、がん細胞をやっつけているので、腫瘍化するまでに育たず、悪さができないのです。一つのがん細胞が1㎝の大きさになるまでには、10年かかるそうです。ということは、私の体は長い間その細胞を育ててきたことになります。

私の体は、今、がんができやすい状態、がんができやすい体質なのです。目に見えない、でも体内に存在しているであろう、小さながん細胞をやっつけるには、自分の体質を変えるしかありません。

体質を変えるには、どうすれば良いのでしょうか？

人の体は、自分が食べたものでできています。食べ物や飲み物で、私たちは生命を維持しているのです。当たり前すぎて、意識することはありませんでしたが、体に取り入れるものが、体を作るのです。

例えば豚の場合、肉質を変えようとしたら、養豚家はどうするでしょうか？

食べ物を変え、ストレスのない住環境を与え、運動をさせる……この三つぐらいではないでしょうか。

この三つを1日取り入れただけでは、肉質は変わりません。でも、2ヶ月、3ヶ月と継続していったら？　肉質は変わっていくでしょう。そうして、変えた環境が基本となれば、1日ぐらい食べ物を元に戻したところで、元の肉質に戻ることはないでしょう。

人も同じ。ならば、自分で体質改善をしよう。そう心に決めたのです。

体に取り入れるものが体を作る

病院からの食事指導は、「バランス良く食事を摂りましょう」ということだけでした。がん患者には、どういう食べ物が良く、どういう食べ物は好ましくないなどという具体的な指針は一切示されませんでした。

インターネットの世界には、様々な情報が溢《あふ》れています。

がんには、「にんじんジュースが良い」「コーヒーが良い」「高タンパク質の食事が良い」などと主張する人がいる一方で、同じぐらい、その主張を否定する人もいます。何が正しく、何を信じれば良いのでしょうか。

様々な意見を目にする中で、誰もが反論しない主張が二つあることに気づきました。

一つは、「がんは、糖を栄養源として成長する」ということです。

白米、パンなどの炭水化物に含まれる糖質は、がんだけでなく、人のエネルギー源でもあります。しかし、人は、糖質がなくても、脂質をエネルギーに変えることができるのです。糖質を減らし、脂質を増やすと、体内に「ケトン体」が増えます。

ケトン食、ケトン療法と言われる食事法は、日本では、ココナッツオイルと合わせて行うダイエット法として話題になりましたが、アメリカでは、難治性てんかんの治療やがん患者の食事療法にも用いられているそうです。

栄養源となる糖質をなくし、がんを兵糧攻めにして餓死させるという理論です。このケトン療法は、他の持病や疾患との兼ね合い、やり方など気をつけなくてはならないこともありますが、理論としては、非常に理にかなっていて、なるほどと納得しました。

二つめは、「化学物質を体内に入れないようにする」ことです。

末期がんから生還した人の食事療法を見ると、加工食品（食品添加物）を避けるという共通点がありました。

具体的には、砂糖、肉、加工食品、乳製品、精製穀物を大幅に減らすか、全く摂取せず、代わりにオーガニックの野菜、果物、海産物、発酵食品の摂取量を大幅に増やしていました。

加工食品は、ほぼ全てに食品添加物が入っています。防腐剤、保存料などの食品添加物が食品の保存性を高めています。しかし、この食品添加物が、腸内細菌を弱らせる元凶にもなっているのです。

また、加工食品に含まれる防腐剤は、腸がビタミンやミネラルを作り出すのを妨げます。

白砂糖、白パン、白米など精製された食品は、ビタミン、ミネラル、食物繊維など本来穀物が持つ重要な栄養素がすべて剝《は》ぎ取られ、炭水化物だけになっています。ですから、なるべく白い食べ物ではなく、茶色の食べ物、玄米や全粒粉パンを摂るべきなのです。

こうして、腸内細菌が活発に働く環境を作ることで、良い栄養素が吸収され、免疫細胞が活性化されます。食品添加物や抗がん剤などの化学物質を体内に入れると、腸内細菌は弱まり腸本来の働きができないため、免疫細胞も弱まります。そうすると、免疫細胞によって、がん細胞をやっつけることができなくなるのです。

食品添加物による腸内細菌環境の悪化がもたらす免疫力の低下も、納得できる話だと思いました。がんは、現代病と言われ、日本では1950年頃から患者数が増加し始めています。そして、先進国の中で、日本だけが、今も、がんによる死亡者数が増加しているのです。

実は、日本では世界で最も多くの食品添加物が使われています。日本で許可された食品添加物は約1500種類です。一方、アメリカは約130種類、イギリスは約20種類です。欧米では発がん性が疑われ禁止されている食品添加物も、日本では許可され使用されています。

自宅で果物を切ると、すぐに変色しますが、コンビニに並ぶカット果物は、何時間経っても美しくきれいなままです。私たちの便利な食生活を支えているのは、この食品添加物なのです。

もちろんガーナでも、スーパーやガソリンスタンドの売店では、日持ちのするお菓子や缶詰なども販売されていますが、パックに入った出来合いの食べ物はほとんどありません。道端では、新鮮な果物をその場でカットしてもらい買うことができます。ちょっと田舎に行けば、肉や魚、野菜などの食材をとりに行くところから料理が始まる、そんな生活をしている人もまだたくさんいます。

アフリカは、事実、がんの発症率が圧倒的に低いのです。WHOのデータを見ると、日本は、人口10万人に対してがん発症者数が165〜239人ですが、ガーナでは、約半数です。

がんの転移予防にモリンガを食生活に取り込む

こうして私は、糖質制限を意識すること、加工食品を避けることを食事に対する方針として決めました。ただし、日本で生活をしていて、この二つの方針を100%遵守するのは、困難です。また、あまりに厳しい食事制限をして、食の楽しみが奪われてストレスになるようでは元も子もありません。私は、とても食いしん坊で、美味しい食事は、何よりの楽しみなのです。

ですから、自分の食の好みを考慮して、次のことを食事選択の際に心がけました。

1）外食時には、セントラルキッチン方式のチェーン店ではなく、その場で食材を調理する個人店を選択すること。お弁当も然り。

2）自宅では白米を食べない。

3）炭水化物を摂る際には、なるべく、玄米や、全粒粉を使ったパンなど「茶色いもの」を選ぶ。

4）砂糖ではなく、非加熱のはちみつと、メイプルシロップを選択する。

5）なるべく自炊し、野菜や肉、魚、豆腐などを摂る。

6）ケトン療法を意識した食事に合わせ、ココナッツオイルを毎日摂る。
7）フレッシュジュース以外の加工ジュースや、エナジードリンクは口にしない。
8）お茶は、全てオーガニックにする。
9）甘いものを摂るときは、ビタミンなどの栄養素も含む果物にする。
10）毎日、スプーンひとさじ（約2g）のモリンガパウダーを摂る。

もともと白米への愛着がないので、白米を食べないことは、苦になりません。友人と一緒に外食をするときにこだわりすぎると、楽しみが減りますから、自宅に限り、白米を食べないことにしました。また、すべての食材をオーガニックにすることは難しいですが、よく食べているものの中で何なら可能かと考え、お茶は好きでよく飲んでいたので、オーガニックのものにしようと決めました。お湯を注いで飲むお茶の葉に農薬が使用されていると、農薬を飲んでいるようなので、避けたいなと思ったのです。また、もともと甘いお菓子に目がないというタイプではないので、お菓子を食べないことは、それほど苦になりません。

ただし、果物は大好きです。果物にも糖質は多く含まれるので、糖質制限の食事をする上では制限対象になりますが、短期間のダイエットをするわけではありません。せっかく、食を楽しめるのに、その機会を失う方がよほどストレスになります。果物には、糖質だけでなく、ビタミンなど他の栄養素も含まれているので、良しとしました。

術後、最初の1年に転移・再発が多く見られるということから、これらの食事方針は、最初の1年はかなり意識して守っていました。

しかし、喉元過ぎれば熱さを忘れるのが人間です。時間が経つにつれ、転移の恐怖は薄れていきます。

食事の基本方針は変わらないものの、脂っこいココナッツオイルを毎日摂取することなどは重荷になり、だんだんと頻度が減っていきました。

それでも、その後も無理なく、免疫力を上げるために続けられたのが、毎日、スプーンひとさじのモリンガパウダーを摂ることです。ヨーグルトや、バナナと豆乳を合わせたスムージーに混ぜて、朝食として食べました。

モリンガは、調べれば調べるほど、奇跡的な木であることがわかりました。

西洋医学は、ピンポイントで症状や病気を治療しますが、人体は、相互に作用しています。

私は、西洋医学を否定するつもりは毛頭ありません。がんのように病巣である腫瘍は、切り取れるものなら切ってしまった方が良いと思います。ただし、ピンポイントで症状に対処する西洋医学だけでは、解決できない病や不調が多いのも事実です。

転移・再発予防の対策、生活習慣病の改善、原因不明の不調への対処を行うには、自身の体質を改善し、免疫力を上げるよう自分の行動を変えていく必要があります。
モリンガは、そう考える私に、ピッタリの食材でした。

病や不調を抱えて毎日生活している人は、たくさんいます。良いと言われるものは試したいと藁《わら》をもつかむ気持ちは、私も、よくわかります。このモリンガを求める人は日本にもたくさんいるはず。

そうだ、ガーナで知ったモリンガを日本に伝えよう。

退院後まもなく、化学物質を使わない、アフリカの自然生まれのナチュラルスキンケアブランド「ＪＵＪＵＢＯＤＹ（ジュジュボディ）」を、立ち上げました。
西アフリカで、魔法をかけることを「ジュジュ」と言います。何百ものローカル言語があるこの地域一帯で、どの部族の言葉というわけでもなく、なぜか国境を越えて通じるのが、「ジュジュ」という言葉です。
誰でも発音しやすく、耳に残りやすい響きと、言葉の普遍性が気に入り、「体に魔法をかける」という意味を込め、「ジュジュボディ」と名づけました。
突然、当たり前の日常が閉ざされ、志半ばにして身一つで戻ってきた私にとって、ガーナのモリンガを日本で伝えることは、新しいモチベーションになりました。

モリンガを食べていたのが良かったのか、モリンガが情熱を与えてくれたのが良かったのかはわかりません。しかし、転移・再発など一切なく、元気で、もうすぐ術後5年を迎えます。

この「モリンガ」が、私と同じように、食事療法を模索する方にとって、一つの新しい選択肢になれば、これ以上嬉しいことはありません。

2章

300の病を防ぐ
モリンガ

アポトーシスを誘導し、がんを抑える

体に取り入れるものが体を作ると考えたとき、真っ先に思い浮かんだのが、ガーナで出会った「モリンガ」でした。ガーナを発つ前日、最後に会ったのがモリンガの生産者だったからです。

モリンガはガーナだけでなく、原産地インドでも5000年以上前から伝統医療の中で使われてきた植物です。言い方は悪いのですが、これほど、人体実験を重ね、その効果が証明された植物はありません。

モリンガが自生する国では、家の庭にモリンガの木が生えているので、生の葉をそのまま料理に使います。日持ちさせるためには、葉を乾燥させたり粉末にしたりして、お茶にして飲んだり、食事に混ぜて食べたりします。

モリンガが自生しない国では、日持ちの良い乾燥した葉を食べることになります。ガーナの都市部では、健康を気遣う人が、モリンガパウダーをトマトベースのシチューにふりかけて食べていました。高級ホテルでも、モリンガ&パイナップルジュースなどがメニューに記載されています。

前述の通り、アーユルヴェーダでは、モリンガは体を浄化し300の病を未然に防ぐと言われています。300の病と言われると多すぎて、逆に、いったい何に効くのだろうと頭を悩ませてしまいます。

そもそも、伝統医療で伝えられるようなモリンガの効能は、科学的にも証明されているのでしょうか。その謎を解くべく、私の探究が始まりました。

モリンガに、抗がん作用はあるのでしょうか?

英語では、様々な論文が見つかり、米国国立医学図書館（NLM）には、モリンガに関する研究報告が800件以上寄せられていました。

その中には、モリンガの葉や種を使った実験で、抗がん作用やがん抑制作用が認められたとの報告が何十件もあります。

例えば、あるレポートでは、サウジアラビア地域で収穫されたモリンガの葉や、樹皮の抽出物の投与により、乳がん、結腸がん、直腸がんの細胞運動性が著しく低下（約70～90％）したことが観察されていました。これは新薬開発に使用できるレベルの抗がん活性があることを示唆しています。

その他、食道がん、すい臓がん、肝細胞がん、前立腺がん、肺がん、肝臓がん、胆管がん、白血病などに、驚くほど高い抗がん作用が認められていました。

そのレポートの多くに共通して、モリンガの葉には、アポトーシスを誘導し、がん細胞の増殖を抑える作用があると記されています。

アポトーシスとは、個体をより良い状態に保つために能動的に引き起こされる、管理・調整された細胞の死に方の一種で、プログラムされた細胞死のことです。

おたまじゃくしがカエルになるときに、しっぽがなくなるのが、その一例。必要のない細胞が、自ら死ぬ現象です。私たちの体の中では、がん化した細胞や異常細胞のほとんどは、アポトーシスによって取り除かれ続けています。これにより、ほとんどの異常な細胞は、成長して腫瘍化することなく自ら死に至るのです。

アポトーシスを誘導するということは、がんに限らず、様々な病や不調に働きかけるということでしょう。300の病を未然に防ぐというのは、このことだったのです。

また、抗がん作用だけでなく、2018年にエジプトで行われた実験から、モリンガの葉を摂取することで、放射線による損傷が軽減することがわかっています。放射線治療中の方の体への負担も抑えられることでしょう。

モリンガは、がん闘病中の方に、ぜひ知ってもらいたい食材です。

肝臓、すい臓を守って、血糖値を低下

ガーナ、ナイジェリア、セネガルでは、モリンガの葉を、伝統医療の中で糖尿病の治療に使用してきました。

果たして、本当に糖尿病に効果があるのか、科学者による検証が行われました。

モリンガの葉の抽出液を投与された糖尿病のラットは、酸化ストレスマーカー値が低下、肝臓やすい臓へダメージを与えることなく、血糖値が低下したことが確認

されています。また、糖尿病誘発性腎障害や炎症を防ぐ成分が含まれていることがわかりました。モリンガの種にも、同様の効果があることが確認されています。

ある実験では、モリンガの葉から抽出したタンパク質溶液を糖尿病のラットに投与後、血糖値レベルが、1時間で34・3%、3時間で60・9%、5時間で66・4%低下しました。このように、糖尿病治療に有効であることがわかっています。

また、慢性高血糖症によって引き起こされる認知機能障害を患ったラットに、モリンガの葉や種を14日間餌に混ぜて与えた実験では、モリンガを使った補給食が認知機能障害を予防・改善できる可能性があることが判明しました。

さらに糖尿病は、肝臓やすい臓の障害にも密接に関係しています。

肝臓には、食後、急激に増加した血中のブドウ糖を取り込むことで、一定の血糖値を維持するという機能があります。また、すい臓でインスリンを作るための原料となる栄養素を供給しています。そのため、暴飲暴食、ウイルス性肝炎などによって肝機能障害が起こると、糖尿病が誘発されやすくなります。すい臓に炎症が起こるすい炎は、インスリンを分泌する機能に直接障害が起こるため、おのずとインスリンの分泌が低下し、糖尿病を誘発すると言われています。モリンガの葉は、肝臓、すい臓へダメージを与えることなく、血糖値を下げてくれる優れものなのです。

高血糖が続くと、糖と体内のタンパク質がくっつき、「終末糖化産物（AGEs）」という物質が作られます。AGEsは、体内でなかなか分解されず、蓄積されてしまいます。高血糖を放置していると、あとからどんなに血糖値を下げても、AGEsは、一定量から減らなくなるのです。この蓄積されたAGEsによって、タンパク質がボロボロになるため、骨がスカスカになったり、肌が劣化してたるんだりします。つまり、体中を老化させるのです。6年ほどこの状態を放置すると、血管障害や腎臓病になるリスクが高まり、その後いくら血糖値を下げても、リスクは減らないそうです。

コレステロール値を抑えて、動脈硬化を防ぐ

モリンガの葉には、コレステロール値を低下させる作用もあることが、ラット実験で確認されています。モリンガの葉に含まれるベンジルアミンという物質が、コレステロール値を低下させるのです。

コレステロール値は、男性は40～50代から、女性は閉経後に高くなる傾向にあります。コレステロール値が高いことが問題なのは、動脈硬化を引き起こすからです。

動脈硬化が進むと、ある日突然、心筋梗塞や脳梗塞になり、命に関わる事態になることがあります。

そのため、健診でコレステロール値が高いことがわかると、コレステロール値を

下げる薬を飲むように勧められるのが一般的です。

スタチンなどの薬を飲み始めると、運動をしたわけでもないのに筋肉に痛みを感じたり、手足に力が入らなかったりする副作用が出ることがあります。

コレステロールは、皮膚や筋肉を作るのに重要な役割を果たしているのです。そのため、コレステロール値を下げる薬を高齢者が飲むと、筋力が低下したり、床ずれが治りにくくなったりする症状が出てしまうこともあります。

日本人女性の場合、高コレステロールが原因で心筋梗塞になる可能性はほとんどありません。多少高いぐらいなら、それほど心配はないので、食事と運動で改善を図るのが良いでしょう。

私の母は、これまで一度も健診で引っかかることも、入院することもなく、健康そのものでした。そんな母も、60歳を超え、初めて健診で引っかかりました。LD

LDLコレステロール値が180と高く、医師から薬の服用を勧められたのです。しかし、「薬を飲むと、元気がなくなる人が多い」という話を聞いていた母は、服用をためらっていました。

そこで私は、モリンガの摂取を勧めました。同じく、コレステロール値を下げるというシナモンとモリンガを食事に取り入れたのです。ギー（不純物の少ないバターの一種）を塗った全粒粉パンのトーストにシナモンをかけて食べ、モリンガパウダーをお湯で溶いて飲む。これを朝食の定番にしました。

そして、ヨガを始め、毎日体を動かすようにしたのです。

すると、半年後には、LDLコレステロール値が150に下がりました。

このように、食生活と環境で、いくつからでも体は変わっていくのです。

高血圧を防ぐ栄養素が豊富

エチオピアやコートジボワール、インドでは、モリンガは伝統医療の中で、高血圧の治療に使われてきました。

モリンガの葉には、血圧を下げるのに欠かせない、ニアジニン、ニアジミシン、ニアジミニンAおよびBが含まれています。これらは、ワサビなどの辛味成分であるアリルイソチオシアネート類で、アブラナ科の野菜に含まれているものです。

モリンガを食べると、少しピリッとした後味が残ることがあります。この特徴から、ワサビとは別種なのですが、日本語では、モリンガはワサビノキという名称で呼ばれています。

ちなみに、アリルイソチオシアネート類は、動物実験で、抗腫瘍効果が認められており、モリンガは、がん化予防剤として望ましい特性があるとも考えられています。熱にも強い成分で、加熱しても問題はありません。

また、カリウム、カルシウム、マグネシウムや食物繊維を多く含む食べ物は、血圧を下げる効果があると考えられていますが、モリンガには、これらの全ての栄養素が、バランス良く豊富に含まれているのです。

「人は血管と共に老いる」と言いますが、その指標となるのが血圧です。加齢と共に、血圧は自然と高くなります。年をとると、血管が硬くなり、弾力を失った血管は、拡張、収縮しにくくなるので、体のすみずみにまで血液を送り込むのが難しくなります。そこで心臓は血圧を上げて、血流を良くするのです。

血圧が高い人ほど心臓血管系の病気にかかりやすく、脳出血と脳梗塞が起こりやすくなると考えられており、降圧薬の服用を勧められます。

しかし、今は、以前と異なり、脳出血が激減し、心臓血管系の病気の約8割が脳梗塞となっています。脳梗塞とは、血の塊が脳の血管につまる病気です。血の塊を吹き飛ばすには、血圧を高めて血流を良くする方がいいはずですが、薬で血圧を下げているので、かえって脳梗塞を患う人が増えていると警鐘を鳴らす医師もいます。

体が、血液から酸素と栄養素を取り込むには、一定の血圧が必要です。それなのに降圧薬で血圧を下げすぎてしまうと、酸素や栄養素を取り込めなくなってしまいます。高齢者の場合、脳に酸素や栄養素が十分に行き渡らなくなり、認知症になりやすくなるという説も。

無理に薬で血圧を下げるのではなく、まずは、食生活や生活習慣を改善することから始めると良いのではないでしょうか。

尿酸値を改善し、痛風を防ぐ

風が吹いても痛いという「痛風」。痛風予備軍で、節制しなくてはならないという働き盛りの男性も多いのではないでしょうか。モリンガは、そんな人にも、積極的に食生活に取り入れてほしい食べ物です。

痛風は、尿酸という物質が関節の中で溜まって結晶になることで起こる関節炎です。遺伝子に含まれエネルギー源でもあるプリン体が代謝されると、最終的に尿酸になります。血液には、一定量の尿酸が含まれています。様々な理由で血液中の尿酸濃度が高くなり7・0㎎／dlを超えると、高尿酸血症となります。

モリンガには、高尿酸値を改善する成分が豊富に含まれています。その代表的な成分が、アロプリノール、コルヒチン、フラボノイド（ポリフェノール）です。

モリンガに含まれるアロプリノールは、尿酸の生成を抑制し、尿酸値を安定させます。

コルヒチンは、痛風の治療薬に使われる成分です。抗炎症剤や鎮痛剤として、服用後30分から2時間で痛風発作の痛みを和らげます。リュウマチや関節の痛みの緩和にも使われています。植物から抽出できる成分であるコルヒチンは、6世紀頃からサウジアラビアで、痛風の治療に使用されてきました。

その上、フラボノイドが関節炎の痛みを抑え、代謝を刺激し改善してくれます。フラボノイドはポリフェノールとも呼ばれており、モリンガには、赤ワインの8倍のポリフェノールが含まれています。

インドネシアでは、モリンガは一般的にはあまり食べられていませんが、ミナハマ、南スラウェシ、マカッサルなどの一部の地域では、モリンガの葉や根が、関節の痛みを和らげるため、リュウマチの治療に活用されてきました。

２００８年、マレーシアの大学が、モリンガには、非ステロイド性抗炎症薬（ＮＳＡＩＤｓ）と同じ抗炎症作用と鎮痛作用があり、副作用がないという研究結果を発表しました。

非ステロイド性抗炎症薬は、疼痛、発熱、炎症の治療に用いられます。痛風の発作時によく処方される薬です。半数以上の関節炎の患者に処方されていますが、胃腸炎や、気管支喘息、肝障害、腎障害などの副作用が生じることがあります。

一方、同じ効果があるというモリンガは、何千年という長い間、人々が食してきた安全性の高い食べ物です。

また、尿酸値が高い人は、腎機能障害や、メタボリックシンドロームになりやすく、高血圧や肥満、糖尿病など、多くの生活習慣病を併発しやすいことがわかっています。

モリンガは、高血圧、肥満、糖尿病、腎機能障害にも有効です。

カルシウムとビタミンKが骨粗しょう症を予防

モリンガは、骨粗しょう症の予防にも良い食べ物です。

骨は、生きた組織で、常に形成と、再形成を繰り返しています。十分にカルシウムを摂取し運動をしている健康な人でさえも、30歳を過ぎると、骨の形成よりも、骨の破壊の方が進んでしまいます。

骨粗しょう症は、この骨の形成と破壊のバランスが崩れることから生じる病で、骨の強度が低下して、骨折しやすくなります。つまずいて手や肘をついた、くしゃみをした、などのわずかな衝撃で骨折してしまうことがあります。

骨の破壊を抑え、骨粗しょう症を予防するにはどうすれば良いのでしょうか？

それは、十分な量のカルシウムを摂り、骨が急速に成長する30歳までの間に、骨量を最大限に増やすことです。

骨を形成するには……

- 定期的にエクササイズをする
- ビタミンK（緑色の葉に含まれる）を適量摂る
- 十分なビタミンDを摂る

もう遅いかも？　という方も、骨が新たに形成されやすい状態を目指すことが大切です。

モリンガには、このカルシウムとビタミンKが豊富に含まれています。ビタミンKは、ほうれん草、小松菜、にら、ブロッコリーなど、緑の野菜に多く含まれます。また、カルシウムの吸収量をコントロールし骨を固定するマグネシウムもたくさん含まれています。マグネシウムの6割は骨と歯、残りは筋肉に含まれており、エネルギーの処理に重要な役目を果たしてくれます。マグネシウムの中でも、塩などに含まれるものは、体に吸収されにくく、植物由来のものは体に吸収されやすいという性質を持っています。

このように、モリンガには、丈夫な骨を作るのに必要な栄養素がつまっています。2015年にインドで行われたラット実験から、モリンガの葉の抽出液が骨損失の予防に役立つことがわかっています。

しかし、骨の形成に必要な栄養素でモリンガに含まれていないのが、ビタミンDです。

カルシウムの吸収を助けるビタミンDは、紫外線を浴びることで、体内で生成されます。過度な日光浴は、肌を傷めますが、適度であれば骨の健康に役立ちます。

ビタミンDには、様々ながん予防効果もあります。

夏は、木陰で30分くらい過ごし、冬は、30分から1時間散歩に出かけてみてください。

余談ですが、最近、乳幼児の間で、足の骨が変形し、歩行しづらくなることもあるビタミンD欠乏性くる病が増えています。戦後、栄養が不足していた時代によくみられましたが、食料事情が改善し、過去の病気と考えられていました。しかし、ここ数年は患者数が急増しているのです。

これは、過度な紫外線対策による日焼け止めの使いすぎが原因とみられています。

骨が成長する幼少期こそ、太陽の光を浴びて、ビタミンDを生成し、カルシウムやビタミンK、マグネシウムを十分に含むモリンガを摂るようにしましょう。

ます。

血中リン濃度を下げてアルツハイマーを改善

モリンガの葉には、アルツハイマーを改善する可能性があることが報告されています。

２００８年に行われたラット実験では、モリンガの葉を摂取することで、記憶を処理するモノアミンに変化が起き、アルツハイマーを制御しうることがわかりました。また２０１８年、アルツハイマーを誘発させたラットに14日間モリンガの葉の抽出液を投与して比較した実験では、モリンガの葉が、認知障害を予防するだけでなく、改善することが確認されました。記憶機能を増強し、神経を保護するのです。

このようにモリンガの葉や種子には、学習力や記憶力を向上させる働きがあります。詳しいメカニズムはまだ解明されていませんが、モリンガの抗酸化作用が関与していると考えられています。

また、アルツハイマーでは、過剰にリン酸化したタウタンパク質が、シナプスを消失させ、神経機能を低下させるなど、脳の老化に関与していると指摘されています。

リンは、生命維持に欠かせないミネラルの一種ですが、血液中のリン濃度が高くなりすぎると、「高リン血症」をもたらします。通常、血液中のリンの濃度は腎臓の調節機能によって一定に保たれています。しかし、腎機能が低下すると、リンが尿によって排泄されず、血液中に蓄積してしまうのです。

リンには、食材にもともと含まれている「有機リン」と、食品添加物に使われる「無機リン」の2種類があります。無機リンは、加工食品の食感や見た目、味を向上させるために使用されます。無機リンは有機リンに比べて、腸から吸収されやすく、血液中のリンの濃度が上昇しやすくなります。したがって、リンの過剰摂取を防ぐには、食品添加物を含む加工食品をできるだけ避けるのが望ましいのです。

モリンガには、アルツハイマーを患っているラットの血中リン濃度を下げる働きが確認されています。

また、血糖値が高いとアルツハイマーのリスクが上昇すると指摘されています。モリンガは、腎機能障害や糖尿病の改善にも効果があることから、アルツハイマーの改善にも役立つのではないかと期待されているのです。

column.1

媚薬としてのモリンガ

ガーナやインドでは、「媚薬」としてもモリンガが活用されています。ガーナでは、男性の性機能向上のために、モリンガの葉と共に、根も使用されています。モリンガを、媚薬効果があると言われる他の植物の粉と一緒に、カプセルにつめたものがセックス・パフォーマンス向上のための薬として販売されています。

インドのある地域では、結婚式後の初夜にモリンガの葉を使った食事を男性にふるまうそうです。

勃起は、性的刺激によって脳から神経に信号が出て、血液がペニスに流れ込んだ状態です。血管自体に動脈硬化などの障害があったり、神経伝達に問題があったりすると、十分な量の血液が流れ込まず、満足な勃起が起こらなくなるのです。

加齢も原因の一つですが、糖尿病、高血圧などの生活習慣病、脳出血、脳腫瘍、脳外傷、パーキンソン病、アルツハイマーなどの神経系の障害、心理的ストレスなども原因となります。正常な勃起は、男性の健康の証でもあるのです。

これまでモリンガが糖尿病、高血圧などの生活習慣病、脳神経障害にも効果があることをみてきました。勃起不全（ＥＤ）を改善させるという説も納得できる気がしますが、科学的にも実証されているのでしょうか？

２０１５年にナイジェリアで行われた実験では、モリンガの葉に含まれるフェノール性抗酸化物質やフラボノイドが、ＥＤの治療に活用できる可能性があると報告されています。

インドで薬用植物として使われている30種類の植物を対象にした実験でも、モリンガの種が、最も強力にＥＤを改善させることがわかりました。

フラボノイド（ポリフェノール）は、紫外線によって生じる活性酸素から身を守る抗酸化作用や、種子を害虫から守るための抗菌作用や殺菌作用などを持ち、植物が自己防衛のために作り出している物質です。野菜や果物などの色素や苦味成分にもなっています。亜熱帯地域で育ち、虫がつきにくいモリンガは、このフラボノイドをたくさん含んでいます。

3章

体のバランスを整える
モリンガ

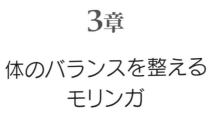

高いデトックス効果で体の毒素を外へ

モリンガには、デトックス効果があります。モリンガの葉や花が、肝臓へのダメージを抑制するからです。

肝臓は、栄養素を取り込み、毒素を排出する大事な働きがあります。肝臓がダメージを受けると、体は栄養素を適切に摂取できなくなったり、体に必要のない毒素を排出する代謝機能が正常に働かなくなったりしてしまいます。

つまり、有害物質を分解、排出できず、体に溜めてしまうのです。

モリンガの葉に多く含まれるクロロフィルは、緑の野菜の色素の元になっている成分で、デトックス効果があります。肝障害を改善し、肝臓を適切な状態に導き、代謝を改善し、デトックスを促してくれます。

アセトアミノフェンは、パラセタモールとも呼ばれ、欧米で最も利用されている解熱鎮痛剤です。風邪、発熱、頭痛などの症状に用いられますが、過剰摂取による肝障害の発症が指摘されています。アルコール常用者は、特に、この肝障害発症の可能性が高くなると懸念されています。

このアセトアミノフェンを過剰摂取させ、肝障害を誘発させたラットに、モリンガの葉や花の抽出液を投与すると、肝臓の障害が抑制されるという実験結果が、何件も報告されています。

同じような実験は、他にも報告されています。

ニッケルで誘発させた肝毒性を有するラットに、普通の餌と、モリンガの葉を混ぜた餌を21日間与えて比べてみました。すると、モリンガの葉を混ぜた餌を食べたラットでは、肝臓機能指数・脂質プロファイルの改善、ならびに細胞構造の回復が確認されました。

カドミウムで誘発された肝障害のあるラットの実験でも、モリンガの葉の抽出液を28日間与えたところ、肝毒性が抑制されることが判明しました。

このように、有害物質の性質にかかわらず、モリンガの葉は、肝障害を改善し、健康を促進する可能性が十分にあることが科学的にも証明されているのです。

また、モリンガの種には水を浄化する作用があることがわかっています。

モリンガの種を潰したものを汚水に入れると、90％以上、水を浄化できるのです。

モリンガの葉と種には、レクチンという、糖類に結合するタンパク質が含まれています。このタンパク質が水中の金属と結合し、除去する役割を果たすのです。大腸菌、サルモネラ・エンテリカ血清型腸炎菌なども殺菌することがわかっています。

郵 便 は が き

料金受取人払郵便

代々木局承認

6948

差出有効期間
2020年11月9日
まで

1 5 1 8 7 9 0

203

東京都渋谷区千駄ヶ谷 4 - 9 - 7

(株) 幻 冬 舎

書籍編集部宛

1518790203

ご住所 〒

都・道
府・県

フリガナ
お名前

メール

インターネットでも回答を受け付けております
http://www.gentosha.co.jp/e/

裏面のご感想を広告等、書籍の PR に使わせていただく場合がございます。

幻冬舎より、著者に関する新しいお知らせ・小社および関連会社、広告主からのご案内を送付することがあります。不要の場合は右の欄にレ印をご記入ください。 不要 □

本書をお買い上げいただき、誠にありがとうございました。
質問にお答えいただけたら幸いです。

◎ご購入いただいた本のタイトルをご記入ください。

『　　　　　　　　　　　　　　　　　　　　　　　　　』

★著者へのメッセージ、または本書のご感想をお書きください。

●本書をお求めになった動機は？

①著者が好きだから　②タイトルにひかれて　③テーマにひかれて
④カバーにひかれて　⑤帯のコピーにひかれて　⑥新聞で見て
⑦インターネットで知って　⑧売れてるから／話題だから
⑨役に立ちそうだから

生年月日　西暦　　年　　月　　日（　　歳）男・女			
ご職業	①学生　②教員・研究職　③公務員　④農林漁業		
	⑤専門・技術職　⑥自由業　⑦自営業　⑧会社役員		
	⑨会社員　⑩専業主夫・主婦　⑪パート・アルバイト		
	⑫無職　⑬その他（　　　　）		

このハガキは差出有効期間を過ぎても料金受取人払でお送りいただけます。

ご記入いただきました個人情報については、許可なく他の目的で使用することはありません。ご協力ありがとうございました。

新陳代謝を正常にして、やせられる

「モリンガは、ダイエットにも良いよ。太っている人はやせられるし、やせすぎの人は太れるんだ」とガーナで聞きました。

でも、太るのと、やせるのは、相反する現象です。初めて聞いたときには、いったいどういうことだろうかと、疑問で頭がいっぱいになったものです。

モリンガにメタボリックシンドロームを予防する効果があるかどうかを調べるラット実験が2018年に行われました。メタボリックシンドロームを人工的に誘発させる前後3週間、モリンガを投与し続けたラットと、モリンガを投与しないラットを比較したのです。その結果、モリンガを投与したラットでは、耐糖能、中性脂肪および胸囲が改善していることがわかりました。

新陳代謝が悪化すると、内臓脂肪が溜まり、太ります。先述したように、モリンガは、肝臓を正常に機能させる働きをするため、代謝が改善されます。また、血糖値の上昇を抑える効果もあるため、痩せたい人にもオススメなのです。

一方で、痩せすぎの人、太りたい人には、モリンガは90種類以上の栄養素を一度に提供してくれる栄養剤にもなります。肝臓を正常に機能させるということは、これまで栄養を十分に吸収できていなかった人にとっては、栄養をきちんと分解、吸収できるようになるということです。

セネガルのある地域には、重篤な健康問題を抱える人に、モリンガを与える病院があります。22歳の女性が未熟児を出産したとき、乳児は、わずか1500gでした。高度な新生児医療設備のない病院で、乳児が生きられるとは誰も思いませんでした。また、母体も弱っており、母乳が出ず、ひどい目眩《めまい》を起こしていました。母親は、病院から、モリンガパウダーを支給され、食事に混ぜて摂取していました。何度か、乳児のミルクにも混ぜてみたところ、5ヶ月後、5000gにまで乳児は健康に育ち、母親も、モリンガを食べ始めてから、目眩が起きなくなって、母乳が出るようになり、体重が増えたのです。

これは、非営利団体を運営するカナダ人のLowell Fuglie氏によって、1999年に記録された事例ですが、この他にも、似たような事例がたくさん報告されています。

15種類のミネラルで最高の睡眠を手に入れる

モリンガを摂取し始めると、「寝つきが良くなり、睡眠が深くなった」「朝、スッキリ起きられるようになった」と実感する人が多くいます。

２００４年にインドで行われたラットの実験では、モリンガの葉の抽出物が睡眠を誘導し、リラックスしているときに出る脳波であるアルファ波の活動を増進させるという結果が報告されています。

睡眠障害には、様々な要因がありますが、ミネラル不足が原因で起こることがあります。

特に女性で、夜中に何度も目が覚めてしまう場合は、鉄分不足の可能性が、また寝つきが悪い人は、銅が不足している可能性があります。寝ていて足がつってしまう場合も、ミネラル不足が原因かもしれません。

そもそも日本の土壌は、農薬によって微生物が少なくなり、ミネラルが不足しています。そのため、その土地で育つ野菜に含まれるミネラルが少なくなっています。

その上、清涼飲料水や加工食品ばかり摂っていると、食品添加物のリン酸塩により、鉄やカルシウムの吸収が妨げられてしまいます。

ミネラルは、生命を維持する上で重要な栄養素です。ミネラルが不足すると、体内でビタミンやホルモンの生成がうまくいかなくなります。血液の流れが悪くなって、脳卒中や心筋梗塞、動脈硬化、糖尿病、骨粗しょう症、貧血などを招く原因になるのです。

特に、鉄、亜鉛、カルシウム、カリウム、マグネシウムが日本人に不足しがちな栄養素と言われています。

モリンガには、日本人に不足しがちなミネラルはもちろん、体に必要とされている7種類の必須ミネラルと8種類の必須微量ミネラルがバランス良く含まれています。

ですから、モリンガを摂取すると、不足していたミネラルが補給され、寝つきが良くなり、睡眠が深くなるため、スッキリと起きられると感じる人がいるのです。

夜、モリンガティーを1杯飲むと、ぐっすり眠れるという人もいます。

私は、昔から夜型でなかなか寝つけない体質だったのですが、モリンガパウダーを1日約4g、3日以上続けて摂ったときに、初めて睡眠の質が改善されるのを実感しました。睡眠時間は増えていないのに、目覚ましが鳴る前にスッと目が覚め、疲れが残っていないのです。

食事での栄養摂取状況や、年齢毎の吸収率によっても、それぞれの適量は変わります。どのくらいの量を摂るとちょうど良いのか、ご自身の体と向き合い、楽しみながら調整してみてください。

46種類の抗酸化物質が疲れない体を作る

モリンガを食べ始めて、「夏バテが解消した」「エネルギーアップした」「疲れにくくなった」と感じる人がいます。

ガーナやジンバブエなどのアフリカ諸国では、モリンガは、エネルギーアップしてくれるもの、免疫力をアップさせてくれるものと言われています。

実際に、2016年にモリンガの葉の抗疲労特性を調べた実験がありました。モリンガの葉の抽出物を28日間与えた後に、90分間ラットを泳がせたところ、モリンガを摂取していたラットでは、体内エネルギーが貯蔵され、抗酸化酵素が増加、乳酸値が低下したことが実証されました。

慢性疲労は、血行不良や、活性酸素によって誘発されると考えられますが、モリンガは、この血行不良を改善し、体の酸化を防いでくれるのです。

活性酸素とは、いったい何でしょうか？

人間は、呼吸をして、毎日、500Lほどの酸素を消費しています。体の中に入った酸素のうち、使われなかった酸素は酸化力が強い酵素に変化します。これが、活性酸素です。活性酸素は、殺菌力が強く、体内では細菌やウイルスを撃退する役目を果たしていますが、増えすぎると正常な細胞や遺伝子も攻撃（酸化）してしまうのです。体の酸化＝老化であり、様々な病気が誘発されます。生活習慣病の90％は、体の酸化をもたらす活性酸素が原因と言われています。

一方、体の酸化を防ぎ、錆びないようにする物質が、抗酸化物質です。

モリンガの葉には、ビタミン、ミネラル、ポリフェノールなど、46の抗酸化物質が含まれており、高い抗酸化作用があります。

ポリフェノールが豊富に含まれる食べ物としては、赤ワインが有名ですが、モリンガには、赤ワインの8倍のポリフェノールが含まれています。ビタミンCも、オレンジの7倍も含まれているのです。

飽食の時代ですが、精製された食べ物や加工食品ばかり摂っていると、体に必要な栄養が不足することがあります。それが隠れ栄養失調です。モリンガを毎日食事に取り入れることで、足りない栄養を補い、だるさ、疲れやすさが改善され、エネルギーが溢れるようになるのです。

モリンガに含まれるミネラルなどの栄養素が血行不良を改善し、高い抗酸化作用で慢性疲労を改善してくれるので、モリンガを食生活に取り入れると、疲れにくい体ができるのです。

プロラクチン値を上昇させ母乳の出を良くする

モリンガには、母乳の出を良くするという効果があります。

母乳には、タンパク質、脂肪、ビタミン、ミネラル、乳糖など、様々な栄養素がバランス良く含まれていますが、母乳が何からできているか、ご存じですか？

実は、血液から作られています。

授乳中の母親は、体に入った栄養を通常時以上に消費しています。授乳中は1日当たり、通常時＋350kcalのエネルギーが必要だと言われています。血液から母乳が作られているので、授乳中は貧血や脱水症状になりやすく、鉄分や水分も普段以上に摂る必要があります。栄養バランスの良い食事を摂ることが重要です。

貧血には、鉄分が不足する鉄欠乏性貧血と、葉酸が不足した場合に起こるビタミン欠乏性貧血とがあります。

鉄分を多く含む食べ物には、レバーやプルーンがあります。モロヘイヤ、ほうれん草、芽キャベツには葉酸が多く含まれています。

これらの食べ物を食事に取り入れる必要がありますが、効率良く豊富な鉄分と葉酸を同時に摂取できる食べ物が、モリンガです。

モリンガに含まれる鉄分は、プルーンの82倍、葉酸は、ほうれん草の4・6倍です。

モリンガは、カルシウム、鉄分、タンパク質、ビタミン類などを豊富に含みます。血液を作るのに必要な鉄分は、ビタミンCやタンパク質と一緒に摂取すると吸収しやすくなると言われています。前述のように、モリンガに含まれるビタミンCは、オレンジの7倍。

つまり、モリンガだけで、授乳中の栄養補給が簡単にできるのです。

また、モリンガの葉を摂取すると、プロラクチン値の上昇が見られることが、2014年にフィリピン大学が発表した研究報告で判明しました。

プロラクチンとは、脳が作るホルモンです。赤ちゃんが母乳を吸うために、乳頭に刺激を与えると、新たに母乳を作るように脳から指令が出て、プロラクチンが生成されます。プロラクチンによって、母乳が乳腺で生成され、オキシトシンというホルモンの働きによって、母乳が押し出されて乳頭まで運ばれるのです。

このプロラクチン値が上昇することで、母乳量が増加します。

この実験では、モリンガを食べ始めて5日から7日で母乳量が増加した母親が多く見受けられました。

つまり、モリンガの葉を摂取すると、母体に必要な栄養をたっぷり摂ることができる上、プロラクチン値が上昇するため、母乳量が増加するのです。モリンガは忙しい産後の母親の強い味方です。

2種類の食物繊維が腸内環境を整え、免疫力をアップ

モリンガパウダーをヨーグルトに混ぜて食べたり、モリンガティーを飲み始めたりして、体の調子が良くなったという女性の多くが、便秘の改善を体感しています。中には、4日に一度だったお通じが、毎日になったという方もいました。

では、モリンガを摂取すると、お腹が緩くなるのかというと、そうではありません。

ガーナやインドでは、モリンガは、便秘解消だけでなく、下痢の改善にも使われており、腸内環境を整える役割を果たしています。

便秘の原因の一つには、野菜不足による食物繊維不足が考えられます。食物繊維には、水に溶けない「不溶性食物繊維」と、水に溶ける「水溶性食物繊維」があります。

不溶性食物繊維は、胃や腸で水分を吸収して大きく膨らみ、便のかさを増やします。腸を刺激するため、腸の運動を活発にして排便を促します。

水溶性食物繊維は、便に水分を与えて柔らかくします。水分を保持し、粘性があるため、炭水化物の消化吸収を緩やかにしたり、コレステロールなど体内の余分な脂肪をからめとって便として体外へ排出したりします。便秘解消には、この両方の食物繊維が必要です。

モリンガには、この不溶性食物繊維と水溶性食物繊維の両方が豊富に含まれています。

人間の大腸には500種類以上、100兆個以上の細菌が生息し、その重さは、1・5kg以上になると言われています。腸内細菌が脳の発達を促すこともわかっており、腸は、第二の脳と言われています。

不安や緊張が腸内細菌のバランスを乱す一方、腸内細菌がストレス反応を抑えることも確認されています。

免疫力の70%は腸内細菌が、残りの30%は心が作っていると言われるように、腸内環境を整えることは、私たちの免疫力をアップさせるために重要なのです。

日本は先進国でも最も自殺率が高い国ですが、世界でも自殺の少ない国メキシコと比較すると興味深い事実が判明しました。メキシコ人の食物繊維摂取量は、世界で最も多いのです。メキシコ人は一人1日当たり93・6gの食物繊維を摂取していいます。一方、日本人は、その4分の1ぐらいで、摂取量は年々減少しています。

食物繊維は、腸内細菌が好んで食べる餌なので、食物繊維を多く摂ると、腸内細菌も増えます。

幸せホルモンとも呼ばれる神経伝達物質、セロトニンは、気分や感情をコントロールしますが、その9割が腸内で合成されています。セロトニンが不足すると、精神疾患やうつ病などを発症しやすくなります。このセロトニンの合成に必要なのが、ビタミンB_6、ナイアシン、葉酸などです。

モリンガには、食物繊維だけでなく、ビタミンB_6、ナイアシン、葉酸も豊富に含まれています。

また、先進国では、アトピー、喘息、アレルギー性の病気を患う子供や、うつ病、がんの患者が増えています。いずれも免疫力の低下によって、もたらされる病気です。

加工食品に含まれる防腐剤や食品添加物、ピル、抗生物質などの多用が、腸内細菌を弱らせ、免疫力を低下させています。

腸のバリア機能が壊れ、免疫機能が正常に働かなくなる病気が、「リーキーガット症候群」です。「漏れる＝leak」の形容詞形“leaky”に、“gut”「腸」で、〝腸漏れ〟という意味です。腸の粘膜に小さな穴が空き、菌、ウイルス、タンパク質などの異物が、血中に漏れ出す状態になる病気です。

通常の炎症のように痛みや発熱を伴うことはなく、じわじわとゆっくり体にダメージを与えます。潰瘍性大腸炎、がん、花粉症、食物アレルギー、喘息、アトピー、低血糖症、糖尿病、統合失調症やうつ病、自閉症、肥満、口臭や体臭の悪化、頭痛、発熱、子宮筋腫や更年期障害など婦人科系の病気、カンジダなどの症状を引き起こします。

モリンガには、この炎症を抑えるアリルイソチオシアネート類という成分が豊富に含まれています。また、緑の野菜に含まれる緑色素であるクロロフィルは、腸内環境を整えてくれます。

アフリカでは、衰弱したＨＩＶ患者にモリンガを与えたところ、また働けるほどに回復したという事例も報告されています。

つまり、食物繊維、ビタミンB_6、ナイアシン、葉酸、アリルイソチオシアネート類が豊富なモリンガは、腸内環境を整え、免疫力をアップさせるのに、ピッタリの食材なのです。

column.2

モリンガオイルの栄光と没落の歴史

古代ローマ・エジプトでは、モリンガの種子から抽出されるモリンガオイルは、料理や美容に活用されていました。

これらの地域では、モリンガの葉をそのまま食べることはあまりなく、逆に東南アジア、アフリカ、南米では、モリンガの葉は食べますが、オイルを抽出する習慣がないところが多いようです。

マレーシアのように、モリンガが自生し、モリンガの葉の粉末を食べ、お茶を飲む国でも、「モリンガからオイルなんて採れるの?」と、驚く人に何人も出会いました。ガーナでも、モリンガオイルが抽出・販売されるようになったのは、最近のことです。

カンボジアなど、他の国のモリンガ生産者と話しても、商業ベースでは、まだオイルを生産できないという人が多いのです。

モリンガが自生する国に住む人に会うたびに、モリンガについて尋ねてきましたが、このモリンガの活用の仕方の違いはなぜ生じるのだろう？　と興味深く思いました。

モリンガの直径2㎝ほどの小さな種からオイルを抽出するには、技術が必要です。コールドプレス製法といって、熱を加えずに圧縮してオイルを抽出しますが、その機械によって、オイル抽出の効率と質が変わります。1Lのオイルを抽出するには、7kg以上の種が必要です。モリンガの種は、現地の末端価格で1kg4ドル以上と、ココナッツオイルが1L買えるぐらいの値段で取引されており、種の値段は、年々上がり続けています。

インドやエジプトなど古代文明が栄えた地域では、モリンガのオイルを抽出する技術があったためにモリンガオイルが昔から活用され、認知されているのでしょう。

モリンガオイルがヨーロッパに初めて紹介されたのは、18世紀、植民地時代のことです。イギリス人は、インドなど様々な地域からハーブやスパイスを持ち帰りました。その中の一つがモリンガです。

モリンガの根の辛味から、モリンガ・ホースラディッシュ・ツリーと呼ばれ、西洋ワサビの代用品として使われました。

19世紀には、上質なモリンガオイルは、スイスやドイツの時計製造工場で精密機械の潤滑油として利用されました。モリンガオイルが最も安定した酸化しにくい植物性のオイルだったからです。

しかし、1920年頃になると、大量生産、大量消費時代の幕開けと共に、モリンガオイルは、はるかに安価なオリーブオイルやパームオイルの到来によって、マーケットから姿を消しました。

そして、大量生産、大量消費社会への疑問の声が上がり始めた今、モリンガオイルは、世界から再び脚光を浴びているのです。

4章

モリンガを
美味しく食べよう

モリンガの摂取は基本的にパウダーで

アフリカ、東南アジア、南米などモリンガが自生する地域では、モリンガは、家の裏庭から葉を摘んで、炒め物などの料理に使われます。日本でも、実は、沖縄や九州南部では、モリンガの栽培が行われています。

しかし、新鮮な生の葉は、日持ちしませんから、保存できるように、モリンガの葉を洗い、乾燥させたものが活用されています。

モリンガの乾燥葉は、そのままお湯を注げば、モリンガティーになりますし、さらに焙煎してティーバッグにするメーカーもあります。

一般的には、モリンガの葉を乾燥させてから粉末にしたモリンガパウダーが、最もよく食されています。

モリンガパウダーは、料理や飲み物に活用できる、とても使い勝手が良いものです。

直射日光の当たらない場所ならば、常温で2年以上持つ保存食です。光にさらすと、モリンガのきれいな緑色が退色しますから、気をつけましょう。

安全なモリンガパウダーの選び方

モリンガは、虫がつきにくい植物ということもあって、そのほとんどが無農薬で栽培されています。むしろ、オーガニック以外のモリンガパウダーに、私は出会ったことがありません。

ただし、オーガニック認証がないモリンガパウダーは、たくさんあります。なぜならば、オーガニック認証を得るには、認証機関に費用を払わなくてはならず、小さな農園にとっては大きな負担になるからです。また、認証があっても、実際には、承認された土地以外で育ったものを混ぜ、オーガニック認証商品として出すといった不正が行われていることもあります。

ですから、私は、生産者の顔が見えて信頼でき、無農薬で栽培しているものであれば、認証の有無自体は重要ではないと考えています。

日本で販売されているモリンガパウダーには、フィリピン産、インド産、マレーシア産、スリランカ産、沖縄産のモリンガを原料とするものが多くみられます。どの産地が良いかというのは、難しいところです。

国産と聞くと安心する方が多いのですが、実は、農作物に関しては、国産はそれほど安全とも言えないのです。日本の土壌は微生物が激減し、日本の農地では、アメリカの2倍、ロシアの10倍以上の化学肥料が使われていると言われているからです。

農作物は、育った土壌のミネラルによって、栄養価や味が変わります。

沖縄産モリンガと、ガーナ産モリンガの栄養価を比較したところ、ミネラル類は大差ありませんでしたが、他の栄養素はガーナ産のものの方がずっと多く、ビタミン類にいたっては、数値が一桁違うほど多く含まれていました。

ただし、このような栄養分析の結果も、農作物ゆえ、時期やロットによって変わりますから、成分表の数値を見比べてもあまり意味がありません。

やはり、環境汚染が少なく、モリンガの生育環境に適した肥沃な土地で育ったものを選択するようにすると良いのではないでしょうか。


日本で流通しているモリンガパウダーの製造方法は、主に2通りです。

一つは、モリンガが自生する国で収穫、洗浄、乾燥させた葉を、欧米の食品工場で粉末加工する方法。

もう一つは、モリンガが自生する国で収穫、洗浄、乾燥させた葉を、日本に輸入し、日本の食品工場で蒸気殺菌後、粉末加工する方法です。

海外メーカーから直輸入したモリンガパウダーに多いのが、「ローフード」「非加熱」のものです。

ローフード・非加熱の食品は、生の食物に含まれる酵素や栄養素が、加熱によって減少することがないため、栄養が効率良く摂れると考えられ、欧米で人気があります。

モリンガが自生する国で販売されているモリンガパウダーも、非加熱のものがほとんどです。

そのため、栄養価を損なわない非加熱のモリンガパウダーを日本に紹介したいと思い、試行錯誤したのですが、断念しました。

どうしても、一般生菌数と大腸菌数に関する日本の食品衛生基準を安定的にクリアすることができなかったからです。

手を加えていない生野菜であれば、実は、一般生菌や大腸菌がついているのは当たり前のことで、特に、有機栽培された無農薬野菜ほど多く検知されるものだそうです。食中毒は、加熱が十分でない肉などを食べたときに起こると思われがちですが、実は、生野菜やサラダを食べたときに発症することも多いのです。

非加熱のモリンガパウダーは、蒸気殺菌を行っていないので、こうした生野菜と同じ状態なのです。

日本の食品工場は、必ず出荷前に一般生菌数と大腸菌数をチェックし、基準を満たしているかどうかを確認しますが、外国では、日本とは異なる食品衛生基準に則っています。

合格とされる一般生菌数は日本よりも多く、大腸菌数が陰性と判断されるコロニー数も日本より多いのです。その国の温度や湿度など、外的要因も考慮した上で決定されているのでしょう。年間の温度変化が大きく、湿度の高い日本では、カビや菌が繁殖しやすいということもあり、他国よりも厳しい基準が適用されています。
全工程を海外で製造したモリンガパウダーは、その製造国の基準に則って作られており、日本の基準に満たないものが多くあります。

また、国によっては、日本の食品工場のように、ロット毎の衛生検査が実施されないことが往々にしてあります。特に、新興国では、日本のように簡単に衛生検査を外部機関で実施できないこともあり、数ヶ月から1年に1回、衛生検査を実施し、衛生確認をして出荷しているのが現状です。
現地での製造過程が多いほど、現地にお金を落とせるので、なるべく現地で加工をと考えていましたが、最終加工まで現地で行うのは難しいと判断しました。

ローフードは、非加熱の未殺菌食品ですから、刺身などの生ものと同じように考えなくてはいけません。非加熱のモリンガパウダーも同じです。

ほとんどの菌は、成人であれば、胃酸で殺せますから、神経質になる必要はありません。しかし、免疫力が落ちているときには、気をつける必要があります。食中毒で重症化するのは、乳幼児や高齢者です。乳幼児には非加熱の食品を摂取させないようにしましょう。授乳中、妊娠中の方も、非加熱のモリンガパウダーをそのまま生で食べることは避けたいものです。

味や栄養が損なわれていない、日本の高度な設備で瞬間蒸気殺菌されたモリンガパウダーをオススメします。

実際に、同じ農園で穫れたモリンガを、蒸気殺菌したものと、非加熱のものとで栄養価を比較したところ、熱に弱いと言われるビタミンを含め、栄養価は、ほとんど差がなかったのです。

モリンガは、そもそも暑いところで育つ植物なので、熱に強いのです。また、加熱殺菌処理によって、モリンガの葉の生臭さが消え、食べやすくなったように思います。

同じモリンガパウダーでも、ワインのように、メーカーや産地によって、味が変わります。濃い味が良いという人もいるでしょうし、薄い味が良いという人もいるでしょう。

ちなみに、ガーナのモリンガパウダーは、色も味も他の産地のものより濃い感じがします。ぜひ、色々な産地のものを試して、あなたのお気に入りのモリンガパウダーを見つけてみてください。

●モリンガパウダーの選び方のポイント

1）無農薬栽培のモリンガパウダーを選ぼう
2）産地を確認して、肥沃な土地で育ったものを選ぼう

モリンガパウダーの美味しい食べ方

日本では、緑の粉というと、「青汁」のイメージが強いのか、モリンガパウダーをそのままお湯や水で溶いて飲む方が多いのですが、ぜひ、現地と同じように、野菜として料理に使っていただけたらと思います。モリンガパウダーは、そのままでは美味しいものではありませんが、料理に使うと、合わせやすく、とても美味しく食べられるからです。

温暖化による異常気象により、野菜の高騰が続く中、モリンガパウダーは、野菜不足を補う頼もしい味方になってくれると思います。

モリンガパウダーは、緑の野菜を使うメニューには、和洋中、何でも合います。

ガーナでは、トマトベースのシチューやスープが多く、モリンガパウダーをそのままひとさじかけて食べることがよくあります。コクが出て、赤に緑と、色も映えて目にも美しいものです。

このようにトマトベースの料理はもちろん、ブイヨンベース、クリームベースのシチューやスープにも合います。


簡単な食べ方は、モリンガパウダーをヨーグルトやスムージーに混ぜることですが、パンやお菓子、パンケーキの生地に、抹茶の代用として、練り込んでいただくのも良いでしょう。きれいな緑色も出て美味しくいただけます。和の素材との相性もよく、白玉を作るときにモリンガパウダーを混ぜるのも良いのですが、そのまま、白玉ぜんざいなどにふりかけても、甘みが抑えられ、サッパリとして美味しいです。

モリンガには、血糖値を下げる働きもありますから、菓子にモリンガパウダーを混ぜるだけで、簡単に、ギルトフリースイーツのできあがりです。罪悪感を持たずに菓子が楽しめます。

モリンガパウダーはお粥《かゆ》にも合いますし、ジェノベーゼスパゲティも作れます。炭水化物に偏ったメニューに、モリンガパウダーを足していただくと、手軽に栄養バランスが整えられるのでオススメです！

1日スプーンひとさじから

モリンガは、とても体に良い食べ物ですが、あくまで植物、モリンガパウダーはあくまで食品です。原産国インドでは、モリンガを野菜と呼び、ブロッコリーやほうれん草と同じ感覚で、食材として調理して食べています。ですから、野菜と同じように、特に、摂取量などの決まりはありません。

米国国立医学図書館に寄せられた実験報告でも、超高用量のモリンガの葉抽出液を投与して、体に悪影響が生じたというものは見かけませんでした。

しかし、何でも極端に食べすぎると良くないので、適量にしたいものです。

では、どのくらい食べるのが望ましいのでしょうか。


アフリカのブルキナファソでは、生後半年から5歳までの現地の栄養失調の子供110人にモリンガパウダーを毎日10g食べさせました。すると、モリンガパウダーを補助食品として摂ったグループでは、2倍ほど体重増加・回復が早く、ヘモグロビン値低下など、体への悪影響は見られなかったという報告があります。

また、ザンビアでは、モリンガパウダーを栄養失調の子供に30日間与えたところ、1日14gのモリンガパウダーが、安全に問題なく受け入れられたそうです。

モリンガパウダー25gで、子供が1日に必要とするタンパク質の42%、カルシウム125%、マグネシウム60%、カリウム41%、鉄分71%、ビタミンA272%、ビタミンC22%が、摂取できるといいます。

とはいえモリンガパウダーは、あくまで緑の葉の粉末ですから、栄養を補うことはできても、それだけで空腹を満たせるものではありません。芋を100g食べることは簡単ですが、草食動物ではないので、葉の粉末を100gも食べることはできません。少し食事に混ぜる分には美味しいものも、大量に摂るとなると、苦行になってしまいます。

モリンガは、極めて栄養価が高く、他の野菜では考えられないほど多くの栄養素を含んでいますが、あくまでも、100g当たりの栄養素を比較した場合の話です。

モリンガパウダー10g、14gというのは、とても多く、通常の食事で食べられる量ではありません。ですが、深刻な栄養失調の子供には、他の食事と合わせて、このぐらいの量が食事療法に有効だったということです。短期間で目に見える健康効果を求めようとすると、高用量になるのです。

では、一般の成人では、どうでしょうか。

モリンガを15年間研究しているCarrie Waterman博士は、毎日5～10gのモリンガパウダー摂取を成人に勧めています。摂ってもらいたい量は、最低でも1・6～2・2gだそうです。

私は、最初のうちは1日スプーンひとさじのモリンガパウダーを毎日摂ることを、オススメしています。

スプーンひとさじで、だいたい2g前後です。

この量であれば、子供も大人も、誰にとっても、普段の食事にプラスするだけで、ちょっとした栄養補給になります。他に薬を飲んでいる方や妊娠初期の女性でも、食べ合わせに悪影響が及ぶ心配はありません。

例えば、モリンガは、葉の抽出液を使った実験から、骨粗しょう症の予防に良いことがわかっています。しかし、実際に、女性を対象に、3ヶ月、モリンガパウダーを毎日1g摂取する実験を行ったところ、骨密度には、ほとんど違いが見られませんでした。

骨の形成に必要な栄養素であるカルシウム、ビタミンK、マグネシウムをモリンガが豊富に含んでいるのは事実ですが、1日1gでは摂取量が少なく、3ヶ月摂取する程度では、目に見える健康効果も害も表れません。

私は、術後、このモリンガパウダーを毎日スプーンひとさじ摂ってきました。モリンガをより詳しく調べるようになってから、自分の体にちょうど良い量を導き出しました。今では、毎日、モリンガパウダー3gを目安に摂るようにしています。

スプーンひとさじのモリンガパウダーを食べていたときには、特に体の調子が良くなったという実感はありませんでした。しかし、それより多めに3gずつ摂るようになってから数日で、寝つきや目覚めの良さ、花粉症が改善していることに気づいたのです。

それ以来、風邪をひかなくなり、36・2度ぐらいだった平熱が、いつの間にか、37度前後に上昇していることに気づきました。実は、平熱37度という体温は、免疫力が高い望ましい状態だそうです。体温が1度下がると、免疫力は30％低下するといいます。

疲れたときやエネルギーが欲しいときには、さらに多めに5gぐらい摂るようにしています。

そして、外食が続いたときや、お通じがスッキリしないときには、モリンガティーも合わせて意識的に飲んでいます。モリンガの乾燥葉を粗めに粉砕してティーバッグにしたもので、1包でマグカップ2杯分ぐらい作れます。

モリンガティーは、コーヒーや紅茶と同じ感覚で飲むと良いと思います。1日2、

3杯ぐらいが適量でしょうか。

胃腸の調子が整い、ビタミンCも摂れるので、肌の調子も良くなります。

一人一人、食生活も違えば、体質も異なります。ぜひ、皆さんも、自分の体にはどのくらいのモリンガの量が心地よいのか、ご自身の体と向き合いながら、楽しんで試してみてください。

妊活中のモリンガ摂取について

ガーナやインドでは、妊娠中の女性に対し、モリンガの摂取が勧められています。

特に妊娠中に摂取するように言われる葉酸は、前述のように、ほうれん草の4・6倍、鉄分は、プルーンの82倍も含まれています。

またモリンガには、正常な細胞機能を作るのに必要なリン脂質の一つであるコリンという成分も、含まれています。これは、胎児や乳児の発育に欠かせない成分ですが、妊娠中や授乳中に不足しがちです。

しかし、日本の厚生労働省からは、2004年に「極めて限られた情報として、モリンガの葉の抽出物を妊娠ラットに対し高用量を経口投与したところ、流産がみられたとの文献報告がありました。このため、モリンガ（加工品を含む）の摂取に際しては、妊娠している方又は可能性のある方は十分にご注意して下さい」という通知がありました。

どういうことでしょうか？　モリンガの産地で伝えられる話とは、全く異なる情報です。この情報元となった文献を確認しました。

情報元となったのは、1987年に報告されたインドで行われたラット実験で、実験内容自体は、1ページ程度の詳細に乏しい限定的なレポートにまとめられていました。

交配直後のラット7匹に175㎎／kgのモリンガ葉エタノール抽出液を10日間与えたところ、全ラットの流産が確認されたという内容でした。

この文献が、モリンガの葉が流産を誘発するという他の情報の参照元にもなっています。

その他に、モリンガが母乳量を増やす働きを持つプロラクチンを増加させるという事実から、授乳中は妊娠しづらいと言われるので、不妊症を引き起こすのではないかと疑う推論を目にしました。

ただし、授乳中にも妊娠する女性がいるように、プロラクチンだけが不妊を招くわけではありません。モリンガもプロラクチンだけを増加させるのではなく、他の栄養素や成分があることから、この点は神経質になる必要はないだろうという結論でした。

一方で、妊娠中にモリンガの葉を摂取した場合の安全性を主張する文献もありました。

2015年に、妊娠中・授乳期にモリンガの葉が与える影響を調べるため、妊娠中・授乳期のウサギを使った実験が行われました。

この実験では、24匹のウサギを無作為に4グループに分け、それぞれ、水、モリンガ葉抽出液100ml/L、200ml/L、300ml/Lを48時間間隔で9週間、2・5ml/kgずつ投与しています。ウサギの体重は、平均2・2kgですから、1回の投与は5・5mlです。血液サンプルでは、コレステロール値の低下以外は影響がなく、栄養補給・薬用に使う場合、300ml/Lまでの摂取には問題がないことが確認されました。

実験から2週間後に交配させていますが、モリンガ葉抽出液を投与された18匹中、流産したウサギは1匹もいませんでした。

また2008年に、モリンガを餌として与えてウサギの繁殖能力に影響がないかを調べたナイジェリアでの実験でも、影響はないという結果が出ています。この実験では、モリンガの生の葉が使われています。

モリンガの抗がん作用や糖尿病の改善効果に関する文献が山のようにあるのに比べ、妊娠中のモリンガ摂取の安全性に関する文献は、限られていました。

これら相反する文献を、どのように解釈すれば良いのでしょうか。

エナジードリンクの飲みすぎで、カフェイン中毒により死亡する事故が問題になっていますが、人間のカフェイン致死量が200mg／kgであるのに対し、先述のラットが流産した実験でのモリンガ葉抽出液は、ラットに対して175mg／kg。

カフェインは、適量であれば、エネルギー消費量の増加、身体能力の向上、疲労軽減、瞬発力の向上、認知機能の強化、集中力と短期記憶の向上につながることが報告されています。

つまり、どんなものでも、摂取量次第で良薬にも毒薬にもなりえるということです。

コーヒー1杯は、およそ140mlで、コーヒー1杯を飲んだ場合のカフェイン量は、84mgです。成人であれば、1日、コーヒー4杯ぐらいは飲んでも問題がないとされています。体重50kgの人なら、カフェイン10gが致死量になりますが、コーヒーなら119杯分です。

お茶やコーヒーの飲みすぎぐらいでは、到底、摂取が不可能な量です。

しかし、海外では、カフェイン含有量が多いエナジードリンクは、1缶473ml当たり375mgも含まれているものもあります。そうなると、致死量は26缶分。他にカフェイン配合の薬と併用して、エナジードリンクをガブ飲みすると、摂取できなくもないということなのです。

モリンガの葉の抽出液のラット実験に戻って検証すると、175mg／kgとは、体重1kgに対して175mg投与という意味です。体重50kgの人であれば、8・75gということになります。

モリンガの葉の抽出液は、葉の成分が含まれているものですが、モリンガパウダーそのものとは異なります。

仮にモリンガパウダーに換算しても、1日で8・75g摂るのは、不可能ではないものの、結構大変です。

例えば、モリンガパウダーをお菓子などに配合する場合、せいぜい2％程度です。つまり、100gのクッキーで2g。標準的なクッキー1枚がだいたい10gとすると、クッキーを1日に44枚食べる計算になります。

また、ラットの妊娠期間は21〜23日で、人間の妊娠期間が280日であることを考慮すると、ラットの10日間の摂取事例を、そのまま人間に当てはめることはできないでしょう。

一方で、2015年に行われた安全性を確認する実験では、投与量が2・5ml／kgと自然なものです。体重50kgの人で125mlですから、カップ1杯分です。

つまり、モリンガの葉を通常摂取する分には、妊娠に悪影響はないと言えるでしょう。

ガーナの友人や、モリンガ生産者、インドの友人など、モリンガが自生する国に住み、モリンガをよく知る約50人に、「モリンガの葉が、流産を引き起こす危険性があるという話を聞いたことがあるか」と尋ねて回りました。

しかし、誰もが、地元でモリンガの葉が流産や不妊症を引き起こすという話は聞いたことがないと驚いていました。彼らは、むしろ、妊娠中の女性に良いと伝え聞いてきたので、私の質問に目を丸くしていました。

モリンガの生産者も、奥さんが妊娠中、積極的にモリンガを摂っていて、赤ちゃんも元気に生まれたと言っていました。

モリンガの産地では、何千年も人々が食べ続けてきて、安全性が実証されているのです。

実際、ガーナのハーバルクリニックでは、不妊治療に、男性、女性共にモリンガの葉が使われています。私の知り合いでも、長年不妊治療をしていた方が、モリンガを食べるようになってから、2ヶ月で妊娠しました。

モリンガは、体の不調に働きかけて、ちょうど良い状態に導いてくれるため、体内のバランスが整えられたのではないかと思います。

ですから、断片的な情報だけで、妊娠を望む方や妊婦は摂取を避けた方が良いと言い切ってしまうのは、少々残念です。

ただし、モリンガの根は、不妊症を引き起こすから避けるようにと、モリンガの生産者からも助言を受けました。

インドでもガーナでも、モリンガの根は、一般的に食されることはなく、たまに男性の精力剤として使われています。

モリンガの根、樹皮、果実には、アルカロイド、フラボノイド、ステロイドが含まれています。アルカロイドとは、植物全体の10～25％に含まれる薬効のある成分で、カフェインも、アルカロイドの一種です。生薬をはじめ、アルカロイド含有植物の医学的活用には長い歴史があります。

例えば、鎮痛剤として使われるモルヒネや、麻酔薬として使われるコカイン、抗マラリア薬のキニーネなどがあります。

モリンガの根には、0・105%ほど、アルカロイドが含まれています。アルカロイドは、適量であれば薬にもなりますが、大量に摂取すると、妊娠に悪影響を及ぼします。

実際に、モリンガの根や樹皮が子宮収縮を引き起こすという実験報告が、いくつか確認できました。モリンガの根や樹皮は、不妊症を引き起こすのです。

つまり、モリンガの摂取は、部位と量によっては、不妊症を引き起こしますが、適量であれば、妊娠を望む女性や、妊娠中の女性の栄養補給になりうるということです。

これらの文献と現地情報を合わせて、妊娠中の女性に助言できることは、以下の通りです。

1）モリンガの葉以外は、食べないこと。

2）高濃度をうたうモリンガのサプリメントは摂らないこと。
3）海外のモリンガ錠剤は、葉以外の部位を含むことも多いので、摂らないこと。
4）モリンガの葉は、通常の摂取量（スプーンひとさじぐらい）であれば、全く問題なく、栄養補給になるとみられること。特に、妊娠糖尿病を患っている方は、食生活に取り入れると良いとみられること。

モリンガに限らず、成分の「凝縮」や「高濃度」をうたい文句にするサプリメントは、基本的にオススメしません。コーヒーや紅茶のように、普通に飲む分には、その中に含まれるカフェインが毒になることはありませんが、成分だけを特別に抽出して凝縮したものを添加したりするから、問題が生じるのです。

また、一消費者である素人の立場から、食品業界に携わるようになって食品製造を知るほど、「サプリメント」の存在そのものに、私自身は懐疑的になりました。

例えば、ビタミンC錠剤を飲んでいても、ミネラルが含まれていなければ、ほとんど吸収されません。骨粗しょう症予防に、カルシウムを補おうとカルシウム剤を摂りすぎると、心臓病を発症するという別のリスクが高まります。

サプリメントで、一つの栄養素だけ摂るのは、意味がありません。また、摂り方を間違えると、逆に、体の害になり危険なのです。サプリメントを安全に摂りたい場合、本来は、血液検査もしくは毛髪検査を行い、自分の体に足りない栄養素を特定し、その栄養素を摂るという作業が必要になります。

また、様々な成分が配合されているサプリメントの場合でも、いったい何種類の有効成分が、どのくらい含まれているでしょうか？　有効成分だけでなく、食品添加物も含まれていないでしょうか？

このような懸念を持つことなく、どのような人も安心して食べられるのが、92種類の栄養素をバランス良く含むモリンガです。

モリンガの葉は、何千年も前から野菜として、老若男女、妊婦も含めて多くの人々に食されてきました。

モリンガの葉には、たくさんの栄養素や成分が含まれているため、一つの栄養素や成分だけが影響することはありません。たくさんの栄養素が相互に作用して、バランスを取ってくれるから、ひとさじのモリンガパウダーは、どんな人にも安心してオススメできるのです。

お粥

体が弱ったときにはお粥！　ですが栄養素は足りていません。
そんなときにはモリンガをひとふりすればぴったりの養生食になります。

材料(2人前)

- 白米……100g
- 水……400ml～
- モリンガパウダー……小さじ1/8

(お好みで、中華だし、和風だし　少々)

作り方

① 小鍋に白米と水(とお好みでだし)を入れ、弱火でお好みの硬さまで煮る(約30分)。水が足りなくなって焦げ付きそうになったら適宜水を足していく。

② 米がちょうどよくなったらモリンガパウダーを加えていただく。

一言メモ　生のお米から炊くと、より美味しくいただけます。風味を損ねないよう、モリンガパウダーはいただく直前にふりかけてください。

Moringa recipe 18

きんぴら

モリンガの青のりのような風味が甘辛いきんぴらによくあいます。

材料(2人前)

- ごぼう……1/2本
- にんじん……1/3本
- サラダ油……大さじ2
- 砂糖……小さじ1と1/2
- 酒……大さじ1
- 醤油……小さじ2
- 白ごま……小さじ1
- モリンガパウダー……小さじ1/2〜1

作り方

① ごぼうは泥を洗い落とし千切りか細めのささがきにして水を張ったボウルに入れ軽くあく抜きをする。にんじんは皮をむいて千切りにする。

② フライパンに油を入れて強めの中火で熱し、十分にあたたまったら水をきったごぼうとにんじんを加え炒める。

③ 全体に火が通るまで焦げないようによく炒め、酒、砂糖、醤油の順に加えその都度よく炒める。

④ 酒のアルコール分が飛び、全体がなじんだら、モリンガパウダーと白ごまを加えて火を止める。

一言メモ　れんこんやこんにゃくを加えたり、うどやじゃがいも、セロリなどでも美味しくいただけます。

天ぷら

揚げ物にモリンガを使うと、磯辺揚げのような風味に。
美味しくて、手が止まりません。

材料(2人前)

- 具材(海老、白身魚、れんこん、ししとう、しいたけ、いんげん、にんじんなど)……適量
- 揚げ油……適量
- 天つゆ、大根おろし……適量
- モリンガ塩(モリンガパウダーと塩を同量で混ぜる)……適量

◎天ぷら衣

- 薄力粉……100g
- 卵1個+冷水……200ml
- モリンガパウダー……大さじ1

作り方

① 薄力粉はふるってボウルに入れ冷凍庫で冷やしておく。

② 卵は冷たいものをボウルに割り入れ、太めの箸でよくほぐしてから冷たい水を加える。

③ ②に①とモリンガパウダーを加え、箸で一の字を書くように混ぜる(練ったりぐるぐる混ぜるとグルテンが出てさくっとした衣にならないので注意。少しダマが残っていてもOK)。

④ 適当な大きさに切った具材に小麦粉(分量外)をはたき、③の衣をつけて180度の油で揚げる。

一言メモ　かき揚げや洋風のフリットにも応用できます。

コロッケ

モリンガがほのかに香る薄緑色のコロッケです。

材料(2人前)

●じゃがいも……3個　●玉ねぎ……1/2個
●ひき肉(合挽)……50g　●サラダ油……大さじ1
●塩、こしょう……少々　●バター……5g
●モリンガパウダー……小さじ1/2

◎フライ衣
●小麦粉……大さじ1程度　●卵……1個
●パン粉……適量　●揚げ油……適量
(キャベツ、ソースなど)

作り方

① じゃがいもは洗って皮つきのまま蒸し、竹串がすっと通るようになったら皮をむき、ボウルに入れて木べらで潰す。熱いうちにバターを入れて溶かし全体になじむようよく混ぜる。

② 玉ねぎはみじん切りにする。

③ フライパンにサラダ油を入れて中火で熱し、②の玉ねぎを入れて全体がしんなりするまで炒める。

④ ③にひき肉を加え、ひとつまみの塩とこしょうを加え炒める。

⑤ 全体に火が通り、肉からじゅわじゅわ油が出てきたら火を止めて、①に加える。モリンガパウダーも加え、よく混ぜる。

⑥ 4等分にして小判形に丸め、バットに並べる。

⑦ ⑥に小麦粉を薄くまぶし、溶き卵にくぐらせ、パン粉を少し押しつけるようにまとわせ、バットに並べて少しおく。

⑧ 170～180度の油で両面がこんがりするまで揚げる。

一言メモ　コロッケは揚げるときの火が弱いと爆発するので注意してください。ひき肉は豚肉でも、牛肉でも構いません。

アボカドとクリームチーズのモリンガディップ

色鮮やかなディップです。
ホームパーティーや普段のトースト、サンドウィッチに。

材料(2人前)

- アボカド……1個
- クリームチーズ……18g
- にんにく……1片
- レモン汁……1/4個分
- モリンガパウダー……小さじ1/2
- 塩……少々
- ブラックペッパー……少々

作り方

① アボカドは皮をむいて種を取り、レモン汁をかけて、フォークの背で潰す。

② クリームチーズも加えて一緒に潰す。

③ にんにくをすりおろして加える。その他の材料もすべて加えてよく混ぜる。

④ パンやクラッカーにつけていただく。

あさりのアジアンスープ

アジアでも食べられているモリンガにぴったりなエスニックスープ。
春雨や素麺を入れても、ごはんにかけて雑炊にしても。

材料(2人前)

- あさり……8個
- にんにく……1片
- しょうが……薄切り2枚(にんにくと同量程度)
- 油……小さじ1
- 酒……大さじ1
- ナンプラー……小さじ1/2
- ブラックペッパー……少々
- 塩……適量
- 水……400ml
- クレソン……6茎程度
- モリンガパウダー……小さじ1/4

作り方

① あさりは砂抜きをしておく。にんにくとしょうがは粗みじんにする。

② 小鍋に油とにんにく、しょうがを入れて火にかけ、香りがたってきたらあさり、酒を入れて軽くなじませ、水、ナンプラー、ブラックペッパーを加えてあさりの口が開くまで熱する。

③ あさりの口が開いたらモリンガパウダーを加えてから味見をし、塩で味を調える。

④ 火を止める直前に、クレソンを加えすぐ火を止める。

⑤ お椀によそい、レモン(分量外)をひとしぼりしていただく。

一言メモ　クレソンの代わりに、レタスやもやしを入れても美味しくいただけます。どちらも少し生っぽくしゃきしゃきした食感を残すのがポイントです。

column.3

伝統医療と現代医学の分かちがたい関係

ＷＨＯによると、今も世界人口の8割近くが、伝統的な薬に頼っていると言われています。それは、その植物しか手に入らなかったり、薬として信用されていたり、もしくは、求めやすい値段だという理由からですが、結果として、何百万人もの人の命を救っています。

実は、現代医学で使われている何百もの植物由来の薬のうち、75%が伝統医療からヒントを得て、伝えられる効用のまま、転用されています。

植物全体の10～25%がアルカロイドという成分を含んでおり、植物の異なる部位で異なるアルカロイドを含んでいることがわかっています。

アルカロイド含有植物は、少なくとも紀元前２０００年頃から医療や娯楽のために使用されてきました。

ほとんどのアルカロイドには、苦味があります。

アルカロイドの研究は、19世紀に始まり、植物のアルカロイドを抽出して、様々な薬が作られました。

例えば、ケシの実から作られるアヘンから、鎮痛剤のモルヒネが作られました。コカの木から作られるコカインは、麻酔薬になっています。

つまり現代医学は、伝統医療を検証することで成り立ってきたとも言えます。モリンガもまた、貴重な薬効を備えた植物で、今後、さらなる他分野での活用が期待されます。

5章

モリンガで
美しい体を作る

豊富な植物ホルモンが細胞や皮膚の老化を止める

前述の通り、モリンガの葉には、ポリフェノール、β－カロテン、ルテイン、ゼアキサンチン、クロロフィルなど、46種類の抗酸化物質が含まれています。抗酸化物質は、酸化＝老化に対抗する物質ですから、エイジングケアに有効です。

しかし、抗酸化物質は単体で活性酸素と戦えるわけではありません。酵素やビタミン、ミネラル、フィトケミカルなど複数の物質と複雑に絡み合い相互に作用して、活性酸素による害を制御しています。一つの成分だけを摂取しても、大きな効果は期待できません。この点、モリンガは、ビタミン、ミネラルなど多くの抗酸化物質を含むため、効率的な相乗効果が望めるのです。

モリンガの葉で特筆すべきなのは、このたくさんの抗酸化物質に加え、ゼアチンなどのサイトカイニンと呼ばれる植物ホルモンを多量に含んでいることです。

サイトカイニンとは、植物の細胞分裂や、生長を促進し、老化を抑制するホルモンです。アメリカの研究者と共同でデンマークで行われた実験では、サイトカイニンが培養ヒト細胞の老化を遅らせることが証明されました。

植物の中で最も一般的にみられ、活発な働きをするサイトカイニンがゼアチンです。ゼアチンは、多くの植物にみられますが、少量でも威力のある物質で、含有量は多くはありません。

ゼアチン濃度は、同じ植物でも、生長のフェーズ、季節、温度、部位、土壌によって変化します。

これまで分析された植物のゼアチン濃度は、0・0002mcg／gから0・02mcg／gですが、モリンガのゼアチン濃度は、なんと5mcg／gから200mcg／gと非常に高いことがわかりました。モリンガには、他の植物の何千倍ものゼアチンが含まれています。

このゼアチンは、がん（細胞の老化が原因の一つ）や、アルツハイマーの治療にも有効ではないかとして研究が進められています。

ゼアチンがどのように人体に吸収されるかは、まだ解明が進んでいませんが、ヒトの細胞や皮膚の老化抑制に対し、ゼアチンが有効であることは確かです。

活性酸素を取り除き、血管を美しくする

モリンガは、美しい肌を作るのにも役立ちます。肌を作るのに欠かせないタンパク質が豊富に含まれており、毛細血管を健康な状態に保つのを助けてくれる働きがあるからです。

肌を作るタンパク質は、消化器官で分解され、アミノ酸となって体内に吸収されます。20種類あるアミノ酸のうち、9種類は体内で作り出すことができない「必須アミノ酸」で、食べ物から摂取する必要があります。この必須アミノ酸を唯一全て含む植物がモリンガなのです。

タンパク質の必要量は、運動量や年齢、体重にもよりますが、体重1kgあたり約1gのタンパク質が必要だと言われています。体重50kgの人なら50g必要ということですが、普段の食事から十分なタンパク質を摂るのは難しいものです。

タンパク質を多く含む食材の、タンパク質の含有量は以下の通りです。

- 納豆（1パック50g） 8・3g
- もめん豆腐（1パック300g） 20・4g
- 豆乳（1パック200ml） 7・2g

・牛乳（1パック200ml）　6・0g
・卵（1個）　6・2g
・モリンガ（5g）　1・45g

どうですか？　タンパク質を普段の食事から十分に摂取するのは、なかなか難しいですよね。

アミノ酸の種類によっては、単体ではその成分を吸収しづらいものもありますが、モリンガのように様々な栄養素を含むものなら、栄養の吸収効率が良いのでオススメです。

モリンガパウダーを納豆に混ぜると、風味だけで味はあまり主張しませんし、塩を混ぜ抹茶塩のように豆腐にかけて食べても美味しいです。

体中に張り巡らされている血管の99％が毛細血管です。毛細血管の外側には壁細胞と呼ばれる細胞が所々に張り付いており、栄養や酸素が漏れにくい構造になっています。

しかし加齢により、毛細血管の外側を覆う壁細胞が剝がれると、栄養や酸素が途中で漏れてしまい、体のすみずみにまで栄養や酸素が届かなくなってしまいます。栄養が不足すると、コラーゲンを作る能力が衰え、肌に弾力がなくなり、しわの原因になります。つまり、肌の老化現象が起きるのです。

30代の間はスムーズに機能している毛細血管ですが、40代になると形が歪み、50代になると、毛細血管の壁細胞は3割近く剝がれてしまうと言われています。

健康で美しい肌を維持するには、この毛細血管の健康も重要です。毛細血管の働きが弱まると新陳代謝が下がり、栄養の吸収や老廃物の排出ができなくなり、シミやくすみができてしまいます。

つまり、毛細血管の1本1本が健康で、血流の良い状態を保つことができれば、しわができたり、肌がくすんだり、シミができる可能性が低くなるのです。

モリンガには、ビタミンC、ビタミンA、ビタミンB_1、ビタミンEを含む12種類のビタミンや、ポリフェノールなどの抗酸化物質が豊富に含まれているため、活性酸素を抑制し、毛細血管を健康な状態に保つのに役立つのです。

モリンガオイルで美肌に

モリンガは、体の中から美しい肌を作りますが、体の外から美しい肌を作るのにも役立ちます。

モリンガの木は、根から葉まで余すところなく活用できますが、モリンガの種子からは、オイルも抽出できます。ドラムスティックと呼ばれる大きなサヤエンドウのようなモリンガの実の中に、種があります。この種子の35〜40%は油分で、淡黄色で木の匂いがします。とても酸化しにくいオイルで、直射日光の当たらない暗室なら、5年以上保存できると言われています。モリンガの種からオイルを搾《しぼ》ったあとの搾りかすは、とても良い有機肥料となって大地に戻っていきます。

このモリンガオイルは、食べることもできますが、高価なため、現在は食用には用いられず、上質の美容オイルとして使われています。

ガーナで初めてモリンガオイルを肌に塗ったとき、7秒ほどでスッと肌に浸透して潤い、オイル特有のベタつきがないことに驚きました。アルガンオイル、ココナッツオイルなど、美容に良いと言われる植物性オイルは他にもたくさんありますが、それらのオイルと異なり、モリンガオイルは、どんな肌質にも合うように思います。

その理由は、モリンガオイルを構成する脂肪酸の組み合わせにあります。

植物性オイルは、いくつかの脂肪酸によって構成されています。

モリンガオイルの主成分は、オレイン酸で、約70％含まれています。オレイン酸は、オリーブオイルにも含まれる不飽和脂肪酸の一つで、酸化しにくい性質があります。皮脂の40％以上は、オレイン酸で組成されているため、肌なじみの良い脂肪酸でもあります。皮脂が少ない人や、乾燥肌の人は、このオレイン酸を摂ることで、肌の皮脂バランスが整い、保湿力がアップします。

モリンガオイルに、次に多く6〜10％含まれるのが、長鎖脂肪酸であるパルミチン酸です。酸化しにくい脂肪酸で、皮脂をコントロールする作用があり、オイリー肌やニキビ、吹き出物に効果があると言われています。

モリンガの葉や種子には、皮膚糸状菌に対する抗菌作用があることがわかっています。ニキビや吹き出物に、オイルは厳禁というイメージがありますが、実は、ニキビや吹き出物は、皮脂のコントロールがうまくできていないことから生じることがあります。肌に必要な皮脂を補完し、殺菌効果もあるモリンガオイルは、ニキビや吹き出物の症状に効くオイルなのです。

実際に、長くニキビや吹き出物に悩んでいたのに、モリンガオイルを使って1ヶ月できれいになったという方もいます。

また、頭皮の皮脂は、臭いや抜け毛の原因になりますが、パルミチン酸には、頭皮の過剰な皮脂を抑制する効果があります。

そして、モリンガオイル特有の脂肪酸が、ベヘン酸です。このベヘン酸を含有していることから、モリンガオイルはベンオイルとも呼ばれます。モリンガオイルには、ベヘン酸が6~9％含まれており、乾燥した肌に働きかけて、肌の保水バリア機能を修復します。髪に光沢を与えてくれるため、ヘアケアにもオススメです。

モリンガオイルの9割近くが、オレイン酸、パルミチン酸、ベヘン酸で構成されていますから、肌なじみが良く、潤いを与えてくれる、乾燥肌に良いオイルであると同時に、皮脂をコントロールする作用があり、ニキビ、吹き出物、オイリー肌にも効くオイルなのです。その他、微量に含まれるアラキドン酸、パルミトオレイン酸、リノール酸などの脂肪酸は、肌の再生などを促す役割もあります。

天然の植物性オイルは、肌の表面にある角質層セラミドのダメージを修復し、保湿してくれる天然の美容オイルです。植物性オイルは、保湿のため、洗顔後導入液として最初に肌に数滴塗ったり、髪につけたり、様々な使い方ができます。モリンガオイルで美しい肌を作りましょう。

モリンガが美髪を作る

美しい髪を手に入れるには、体の中と外、両方からのケアが必要です。

髪も肌と同様、主にタンパク質からできています。

肌と違うのは、髪は、死んだ細胞が集まってできていることです。一度ダメージを受けると修復する機能がないため、自然に元に戻ることはありません。

髪の主成分は、ケラチンというタンパク質ですが、ダイエットで十分な栄養を摂っていなかったり、食事が偏っていたりすると、髪のもととなるタンパク質が不足し、抜け毛や髪のダメージに悩まされます。

タンパク質だけでなく、同時に摂取する必要があるのが、亜鉛です。亜鉛には、タンパク質と結びついて髪の毛を作る働きがあるからです。ただし、ミネラルの亜鉛は、体内に吸収されづらいため、吸収を良くするためにビタミンCと一緒に摂る必要があります。

また、タンパク質の結合を強くする銅、髪の毛の新陳代謝のサイクルを整えるビタミンB群と、髪の毛をサラサラに美しくするビタミンB群の一種のパントテン酸も重要です。

タンパク質、亜鉛、ビタミンC、ビタミンB群、パントテン酸、これら髪に必要な全ての栄養素がつまっているのが、モリンガなのです。

タンパク質が不足すると、体を作る材料が減ってしまうので、筋肉量が減少したり、肌や髪のトラブルが起こるだけでなく、集中力や思考力が低下してしまうことがあります。

また、タンパク質には保温効果がありますが、タンパク質が不足すると、冷え性の原因にもなります。多くの現代女性の体の不調や髪・肌のトラブルの原因は、タンパク質不足にあると言っても過言ではありません。

プロテインドリンクを飲んでいる人は、モリンガパウダーをスプーンひとさじ加えると、モリンガに含まれる他の栄養素との相乗効果により、体内への吸収効率が高まるのでオススメです。

モリンガオイルはヘアケアにもオススメ

体の外から美しい髪を作るのには、頭皮のマッサージが有効です。頭皮をほぐし、軽く押したり、たたいたりすることで、頭皮の血液の循環が良くなり、毛根に栄養を多く届けることができるからです。髪の毛に、ハリ、コシが生まれます。

この頭皮マッサージは、体が温まる入浴中に行うと、より効果的です。特にオススメしたいのが、モリンガオイルを使った頭皮マッサージです。

モリンガオイルは、髪に光沢を与えてくれるため、高級ヘアケア剤にも配合されており、とても優れたヘアケア用オイルになります。

スポイト1本分ぐらいのモリンガオイルを手に取り、頭皮に塗り込んで、湯船に浸かりながら、マッサージします。10分ぐらい体を温めたあとに、普段通り、シャンプーとリンスをして終わりです。

私は、いつも、毛先の絡みや、抜け毛の量が多くなって気になったときに、このモリンガオイルを使った頭皮マッサージをします。すると、翌朝、髪がサラサラになり、指通りが変わって驚きます。抜け毛の量も、減ります。フケや枝毛に悩む方にもオススメです。

モリンガオイルに含まれるオレイン酸は、頭皮を乾燥から守り保湿してくれます。さらに、パルミチン酸が、頭皮の過剰な皮脂をコントロールし、皮脂バランスをちょうど良い状態に整えてくれるのです。それに加え、ベヘン酸が髪にツヤとコシを与えてくれます。

この簡単な自宅でのヘアケアは、通常は、週に1回で十分ですが、フケや枝毛、抜け毛や薄毛に悩む方は、週に2、3回試していただくと良いでしょう。

妊婦さんにも、モリンガオイルを使った頭皮マッサージはオススメです。なぜならば、産後の抜け毛量が少なくなるからです。

一時的なものとはいえ、出産後は驚くほど毛が抜けるといいます。第1子出産時に、ひどい抜け毛に悩まされたという方に、第2子出産予定日の数週間前から、このモリンガオイルを使った頭皮マッサージを実践していただきました。すると、第2子出産後には、抜け毛が気にならなかったと言っていました。

モリンガオイルは、頭皮環境を整えるので、育毛にも良いのですが、産後、髪が抜け始めてからでは、髪が生えるまでに時間がかかりますから、なかなか効果を実感できません。ですから、出産前からのヘアケアがオススメです。

週末の手軽なケアで、美容院のスパ以上の効果を実感できるので、コストパフォーマンスが高いです。

髪が細く柔らかい人には、洗い流さないモリンガオイルのケアは向きませんが、ドライヘアや枝毛が気になる人は、モリンガオイルをリーブオン（塗ってそのまま洗わない）しましょう。

朝のスタイリングにモリンガオイルを使うのも良いのですが、髪は眠っている間に成長するので、就寝前にも髪に直接数滴塗り込むと良いでしょう。髪を洗ったあと、まだ髪が湿った状態のときにモリンガオイルを毛先にもみ込んでから、ドライヤーをかけると、ドライヤーの熱から保護してくれるのでオススメです。

column.4

古代ローマ＆エジプトでも美容にモリンガオイル

モリンガオイルは、古代エジプトでも美容に珍重されてきました。紀元前2000年頃のエジプトの象形文字による記録には、インドからモリンガオイルを輸入していたという記述がみられます。また、ピラミッドから発見された壺には、モリンガオイルが入っていたと考えられています。

クレオパトラがモリンガオイルを愛用していたと言われるのは、このような歴史的背景によるものです。

古代エジプト人は、高級なモリンガオイルを料理、香油、保存食作りや医療に利用していました。ごま油、ひまし油に加え、最上級品であるモリンガオイルを使っていたのです。

また、古代ギリシアやローマ帝国の人々も、モリンガオイルの多岐にわたる活用法を知っていました。

アラビア半島や地中海沿岸地域に生息していたモリンガは、現在、一般的にモリンガと呼ばれるモリンガ・オレイフェラではなく、13種類あると言われるモリンガの一つ、モリンガ・ペレグリーナだったようです。このモリンガの葉はあまり食されず、主にオイルを抽出するのに使われていました。

古代エジプト人は、裕福であるか否かにかかわらず、美容やボディケアにとても熱心でした。紀元前1500年頃には、動物油、植物油、塩から作った石鹸を使い始めていたといいます。

暑く乾燥した気候の中で肌を保護するために、男女共に植物性オイルをボディケアに使っていました。低賃金労働者にも、十分な量のボディオイルが、賃金の一部として支給されていたことが記録されています。21種類以上の植物性オイルを使い分けていたようです。

例えば、アルコールを使った香水が作られる前から、花や植物エキスを油に混ぜた香油を、香水のように使っていました。

また、しわ防止のクリームには、モリンガオイルとフランキンセンス精油、発酵した果汁を混ぜたものを使っていたという記録があります。

6章

救世主となるか？
世界のモリンガ

水を浄化するモリンガ

旧約聖書の出エジプト記15章に、次のような一節があります。

さて、モーセはイスラエルを紅海から旅立たせた。彼らはシュルの荒野に入り、三日のあいだ荒野を歩いたが、水を得なかった。

彼らはメラに着いたが、メラの水は苦くて飲むことができなかった。それで、その所の名はメラと呼ばれた。

ときに、民はモーセにつぶやいて言った、「わたしたちは何を飲むのですか」。

モーセは主に叫んだ。主は彼に一本の木を示されたので、それを水に投げ入れると、水は甘くなった。

この一節の中に登場する、飲めない水を飲用水にする木は、モリンガであると考えられています。

モリンガの種には、水を浄化する作用があります。モリンガの種は甘く苦いのですが、種を食べたあとに、水を飲むと、なぜかはわかりませんが、まるで砂糖水を飲んだかのように、甘く感じられるのです。

毎年、世界で約200万人が、汚染された水によって命を落としていると言われています。その大半が5歳未満の子供です。

汚い川の水を、潰したモリンガの種でフィルター浄化するだけで、90〜99％のバクテリアを除去してくれます。

汚染の程度によって、水1Lにつき、30〜200㎎のモリンガの種を潰したものを浸け、2、3時間放置します。

前述のように、モリンガの葉と種には、レクチンという、糖類に結合するタンパク質が含まれています。このタンパク質が水中の金属と結合し、除去する役割を果たすのです。

コレラ菌、大腸菌、黄色ブドウ球菌、サルモネラ菌などの食中毒の原因菌に対しても、強い抗菌作用が働くことがわかっています。

モリンガの種だけで、動物や人間が飲めるレベルまで、不純物を除去して水を浄化することができるのです。

水道水を利用できない貧しい人たちにとって、シンプルで有効な浄水手段になるのではないかと期待されています。

その上、モリンガは、通常の植物の20倍も二酸化炭素を吸収する、環境に優しい植物なのです。

そのため、モリンガは、貧困問題、栄養失調問題、環境問題を解決する救世主となるのではないかと、国連の世界食糧計画でも紹介され、注目されているのです。

過酷な気候でも育つ驚異的な生命力

アフリカ北東部にある、日本の四国ほどの小さな国、ジブチ共和国をご存じでしょうか？　ソマリア沖の海賊問題解決のため、日本の自衛隊が派遣されています。

日中の気温が軽く40度を超え、50度を超えることも日常茶飯事という過酷な気候の国です。プールの水も一瞬で沸き、お風呂になってしまいます。雨もほとんど降らない乾燥した土地で農作物が育たないため、食糧自給率が低く、隣国からの農作物の輸入に頼っています。

そんな過酷な気候の土地でも、なんとモリンガは育つのです。

モリンガは、生命力の塊のような木です。モリンガは、年間を通して20度以上の気温を好みます。暑さには強いのですが、15度以下になると枯れてしまう、寒さに弱い植物です。年間降水量は、最低250㎜から3000㎜ぐらいが望ましいようです。

日中の年間平均気温が30度で、日も当たり、降水量も十分にあるガーナでは、モリンガは、放っておいても勝手に育ってくれます。害虫にとても強く、虫に食われることはほとんどありません。

気候が合い、土壌が肥沃ならば、1年で4、5m伸びます。そのまま放置すると、モリンガは、たくさん枝分かれして10mぐらいにまで育ちます。

早ければ、種をまいてから3、4ヶ月で、通常は半年で、葉の収穫が可能です。一度、収穫したあとも2ヶ月毎に葉が収穫できるまでに育ちます。

丸い可愛らしい葉が特徴的です。たくさん光合成をしようとするかのごとく、手を広げるように葉をつけます。モリンガは、通常の植物の20倍もの二酸化炭素を吸収します。モリンガの葉は、ほのかに甘い味がして、生のまま食べても美味しいです。

ドラムスティックと呼ばれるサヤエンドウのような実は、1年足らずで生り、長さ30～40㎝に生長します。長いものでは、1mを超えるものもあります。匂いのない、小さな可愛い白い花が咲きます。インドでは、スープやカレーに花も入れて食べるそうです。

私がモリンガの木を見てきて、面白いなと思うのは、葉をたくさんつける木と、葉をつけず実ばかりつける木があることです。植物学的に詳しい違いはわかっていませんが、ガーナでは、この違いをオスの木、メスの木と呼ぶ人もいます。確かに、男女の違いほど、葉や実のつき方が異なるので、まるで木に性別でもあるかのように思ってしまいます。

原産地インドでのモリンガ

モリンガは、インドのタミル語の murungai（ムルンガイ）が語源であると言われています。“twisted pod”「ねじれたさや」という意味です。

インドは、大陸と言われるほど広く、地域によって、言語も違うので、モリンガの呼び方も違います。「モリンガ」と呼ぶ地域もあれば、「ドラムスティック」と呼ぶ地域もあります。

呼び方は違っても、インド人の友人は、みな、共通して、モリンガのことを「体にとても良く、病を治す木」として認識していました。

「うちの実家にも、ずっと前から1本あるよ」と、言うのです。

ここでも、モリンガは「家の裏庭にある1本の木」なのです。

インドでは、ブロッコリーやほうれん草などと同じ野菜として、モリンガはよく食卓に上ります。

葉は、ご飯や他の野菜と混ぜて炒めたり、レンズ豆のカレーにも入れたりします。葉を蒸して、玉ねぎと一緒に炒めて胡椒を振り、付け合わせにしたりもします。

南インドでよく食べられるサンバールというスープカレーには、ドラムスティックと呼ばれる大きなサヤエンドウのような若い実（さやの部分）が具材として使われています。ドラムスティックは、マトン（羊肉）や卵との相性も良いそうです。

インドのお母さんは、とにかく、モリンガの葉を食べることを子供に勧めます。週に一度は食べなさいと言われるそうです。葉は、子供の食欲を上げるために利用されたり、免疫力をアップするために使われたりしています。

一般的には、風邪や咳、胃潰瘍、目の不調などに良いとされる他、鉄分と葉酸を豊富に含んでいるので、妊娠中の女性に良いと言われています。

ガーナやジンバブエなど、アフリカでは、ドラムスティックを食べることは少なく、モリンガの葉や、葉を乾燥粉末にしたモリンガパウダーが料理に使われたりしています。

モリンガの活用の仕方は、その地域によって異なり、文化が反映されていて、興味深いなと思います。

ガーナのハーバルクリニックでも病気の治療に使われる

ガーナには、薬草を使った民間療法を行うハーバリストの他に、保健省に登録された病院でも、いくつかの薬草を使った治療が行われています。そのハーバルドクターの多くが、保健省管轄の国立生薬研究所で訓練を受けています。

大学で薬学を勉強し、国立生薬研究所で訓練を受けたヴィンセント医師に、モリンガを使った治療についてお話を伺うことができました。

ヴィンセント医師の病院では、糖尿病、心臓病、高血圧、胃潰瘍、腸チフス、不妊症、喘息、痔、淋病、梅毒、クラミジアなどの治療を、無農薬で栽培された薬草を使って行っています。

ここでは、モリンガは、主に、以下の目的で使用されています。

1）免疫力を高める。
2）食欲を増進させる。
3）リラックスさせ安眠させる。
4）体重を増やしたり、減らしたりする。
5）血液の循環を良くする。
6）心臓疾患を改善する。
7）男女共に不妊症問題を改善する。
8）血液を浄化する。

モリンガの摂取の仕方は、簡単です。一握り分の新鮮なモリンガの葉を摘み、洗い、軽くすり潰し、お湯やシチュー、スープに入れて、朝晩2回食べます。

新鮮な葉が手に入りづらいときには、代わりに、スプーンひとさじのモリンガパウダーを、お湯に入れて混ぜて飲んだり、スープやシチューに入れたりすることもあります。

生の葉で摂る方が、効果が早く出やすいそうです。不眠症の場合、一度摂るだけで、効果が表れることが多いといいます。また、心臓疾患の場合には、3日から1週間で症状の改善を感じることが多いそうです。

例えば、不妊症の女性には、モリンガの葉をピーナッツと一緒にすり潰して作ったパームナッツスープを食べるように勧めるそうです。

パームナッツスープは、ガーナでよく食べられるスープです。すり潰したピーナッツと、トマト、玉ねぎ、にんにく、生姜、唐辛子、パームオイルと、魚もしくはヤギの肉を使って作ります。

この特製スープを週に3回、3ヶ月から妊娠反応が出るまで継続して食べます。

この方法で、不妊に悩んでいた女性が、3ヶ月後、妊娠し、元気な赤ちゃんを授かったことから、同じように不妊症に悩む女性が噂を聞きつけ、クリニックに殺到するようになったそうです。

新興国の新しい産業

ガーナと聞くと、日本の皆さんは、「チョコレート」を思い浮かべるのではないでしょうか。

その通り、チョコレートの原料カカオは、ガーナの主要輸出品です。

ガーナでは、政府関連機関であるカカオ流通公社を通じて、全てのカカオ取引が行われています。この仕組みは、海外のバイヤーにとっては、取引相手が一社で価格が安定していることから好都合でもあり、日本に輸入されるカカオの8割近くが、ガーナ産です。

カカオ流通公社の買い取り価格は均一で、良いカカオを作っても高く買い取ってくれるわけではありません。しかも、生産者が直接海外のバイヤーにカカオを売ることは禁じられています。つまりガーナのカカオ生産者には、良いカカオを作って高く売るという、品質向上による収益アップの機会はないのです。

カカオの生産に携わる農家は、ガーナ国内に80万人おり、農家全体の6割を占めます。カカオ産業は、ガーナの発展に重要な役割を果たしましたが、カカオ農家の多くは小規模で現金収入に乏しい状態です。一農家あたりのカカオの売買益は、年間、983米ドルから2627米ドル（10万円から30万円）程度です。これが、カカオ農家の家計所得の3分の2を占めます。この他に、出稼ぎや他の仕事による収入を得て暮らしています。

アフリカで暮らしたことがあると話すと、「アフリカだったら、安く暮らせるでしょう」と言われることが多いのですが、これは大きな間違いです。ガーナは、インフレ率が高く、毎年10％ぐらいで推移しています。輸入品は為替相場の影響を直接受けるので、マーケットでは、同じ品物が1週間前と違う値段で売られていることはざらにあります。

ガーナに限らず、アフリカの国の多くが輸入に依存しています。欧州に植民地化されていたアフリカでは、豊富な天然資源を欧米へ輸出し、欧州で製造された品物を買い付けるという構造ができあがっています。そのため、アフリカでは製造業がまだ発達しておらず、「モノ」のほとんどが輸入品なのです。輸送コストや関税などもかかるため、元の値段より高くなります。

例えば、体を洗うボディタオル。ガーナでは、漁で使う網のようなボディタオルが一般的に普及して道端で売られているのですが、300円ぐらいしました。日本では、安く100円ショップで購入することもできますよね。

スーパーマーケットでは、輸入ブロッコリーが1房55セディ（約1600円）で販売されていました。何の変哲もなく、しかも、たいして鮮度の良くない、ちょっと茶色くなったブロッコリーが、です。ごく普通のグリーンサラダを作ろうとスーパーで買い物をすると、100ドルかかってしまうということもあります。

これらの輸入野菜は、現地の一般の人の食卓に並ぶことはありませんが、地元産の野菜でも、首都ではそれほど安くはありません。

例えば、ガーナの首都アクラでは、キャベツの価格の相場はだいたい180円。仲介が多く、輸送コストなどもかさみ、効率が悪いからです。

このような現金収入に乏しい農民の厳しい生活と、輸入に依存した経済をどうにかしたいという想いから、現地の社会起業家が着目した新しい輸出品が、モリンガなのです。

モリンガは、家の裏庭に生えている木でした。昔からガーナにありましたが、家庭で消費される、とても栄養があり薬効もある木という認識でした。

誰もビタミン、ミネラルがどれだけ入っているかなどという数値は知りませんでした。でも、胃腸の調子が悪いときや、活力をつけたいときに食べるものとして、代々伝えられてきたのです。

最近になって、科学的な分析により、モリンガの葉には92の栄養素、46の抗酸化物質、19種類のアミノ酸が含まれていることが発見されました。

すると、地元の社会起業家や、外国人が、モリンガを活用した新しいビジネスで、現金収入の少ない小規模農家の暮らしや、輸入に依存する経済を改善できないかと目をつけたのです。


ガーナにモリンガの農園ができたのは、最も早くて10年前です。ここ数年で、欧米でスーパーフードとして注目されるようになり、モリンガの輸出が拡大しました。政府の介入がない、自由で新しい産業が形成され始めたのです。

この動きは、ガーナだけのものではありません。フィリピンでは、官民一体となってモリンガ事業に取り組んでいますし、カンボジアでも、モリンガ製品が土産物として空港で販売されています。新しい特産物にしようとしているようです。

カカオは、植えてから収穫できるようになるまでに4年はかかりますが、モリンガは、種をまいてから半年で、葉の収穫が可能です。一度、収穫したあとも2ヶ月毎に葉が収穫できるまでに育ちます。

他の農作物のように、育つまでに時間も手間もかからないモリンガビジネスは、参入障壁が低く始めやすいのです。

一方で、収穫後は、他の農作物以上に、手間がかかります。葉を摘んで2時間もすると萎《しお》れてきてしまうので、収穫したモリンガの葉は、素早く洗浄、乾燥処理を行う必要があります。育てるのは簡単ですが、収穫後、人海戦術が必要となるので、人手がいります。

そのため、地元に多くの雇用が生まれます。

私の契約先のモリンガ農園では、40人以上を雇用しています。それだけでなく近隣の小規模農家9000人以上に農業トレーニングを実施しています。また、農具を買うためにマイクロファイナンスを150人以上に提供しています。

信用システムがなく、個人や中小企業が簡単にローンを組めないガーナでは、このような地域に根ざした草の根活動が、社会を支えています。

いわば、農協のような役目を地域で果たしているのです。

また別のモリンガオイルの生産者は、自社農園で育てたモリンガだけでなく、小規模農家にモリンガの種を買い取ることを約束して、モリンガを栽培させています。

モリンガは、他の作物との間作ができるため、農家にとって新たな現金収入になるからです。この取り組みにより、130万本以上のモリンガの木が植えられ、25

00軒の農家に新たな収入源をもたらしました。最大で、年収が10倍になった農家もあります。

興味深いことに、世界でモリンガが自生する地域は、栄養失調率の高い国と重なります。それらの国でも、地域によって、モリンガが栄養豊富であることが知られ活用されているところもあれば、あまり知られず、手つかずのままのところもあります。

アフリカでも、ザンビア共和国では、地元の人はほとんど食べていないようです。モリンガの栄養価の高さが認知され、活用されるようになれば、地元の人の暮らしも変わることでしょう。

経済的に貧しい地域に、最も栄養価の高い木が自生するのは、神のいたずらでしょうか？　自然の摂理の神秘を感じずにはいられません。

column.5

病や老化のもとになる体の酸化・糖化を防ぐ、モリンガ

インドの伝統医学、アーユルヴェーダでは300の病を防ぐと言われるモリンガ。どのような症状になぜ効くのか、その謎を解いてきました。知れば知るほど、一言では語り尽くせないのが、モリンガです。それでもモリンガの素晴らしさを一言で表すならば、「体のバランスを、最良の状態に整えてくれる」ところです。具体的には、「モリンガは、体の酸化と糖化を抑えてくれる」という説明が、ピッタリかもしれません。

様々な病気や見た目の老化を引き起こすのは、体の「酸化」と「糖化」です。

酸化とは、活性酸素によって細胞が傷つけられることです。私たちは、絶えず呼

吸をして酸素を体内に取り込んでいますが、酸素の一部が体内で「活性酸素」に変わり、細胞を攻撃して傷つけます。酸化によって、傷ついた細胞は、病気のもとになります。肌の細胞が酸化すると、シミ、しわ、たるみのもととなって、見た日の老化につながります。

糖化とは、体内で余った糖質がタンパク質と結びつき、細胞を劣化させてしまうことです。細胞が劣化すると、見た目の老化や病気のもとになってしまうのです。

ビタミンA、ビタミンB_2、ビタミンC、ビタミンE、ポリフェノールなどの抗酸化物質を豊富に含むモリンガは、酸化を防いでくれるので、病気の予防やアンチエイジングに役立つのです。

また、血糖値を抑える効果があり、13種類以上のビタミンと共に、食物繊維も含むモリンガは、タンパク質と余分な糖が結びつくのを妨げ、糖化を防いでくれるのです。

毎日、２００人の患者さんを診察する内科医の江田証先生は、「見た目が若い人は、病気になりにくい」と言います。見た目が若い人は、血管や血液、心臓、脳、胃腸などの臓器の状態も良く、細胞も若々しいそうです。この若々しさを、「レジリエンス」があると言います。老化に対する抵抗力「レジリエンス」が高いと、病気を遠ざけたり、病気になっても回復することができるそうです。

モリンガは、病のもととなる体の酸化と糖化を防ぐのに役立つ食べ物です。この「レジリエンス」を身につけるための、心強い相棒とも言えるのではないでしょうか。

あとがき

監修者　江田 証

「いつまでも若々しく、病気を遠ざけて生きたい」という気持ちは誰もが持つ切なる願いでしょう。

この本で紹介したモリンガにはそんな我々が望む健康長寿を達成するカギがあります。

大山知春さんが自らのがんからの生還体験の中で見出したモリンガ。

この本で述べたように、このモリンガには様々な健康効果があり、実に多くの医学論文にて科学的根拠（エビデンス）が報告されています。

日本ではがんで死亡する人が増えています。

しかし、アメリカではがんの死亡率は年々減少しています。

米ハーバード大学が出している統計を見てください（下図）。

がんの原因の実に30％は、食事です。

「がんは持って生まれた体質や遺伝が原因だ」と思っている人も多いのですが、実際には、がんにおいて遺伝の要素はたった5％しかないのです。

それに対し、がんの原因において、食事

がんの原因（米国）

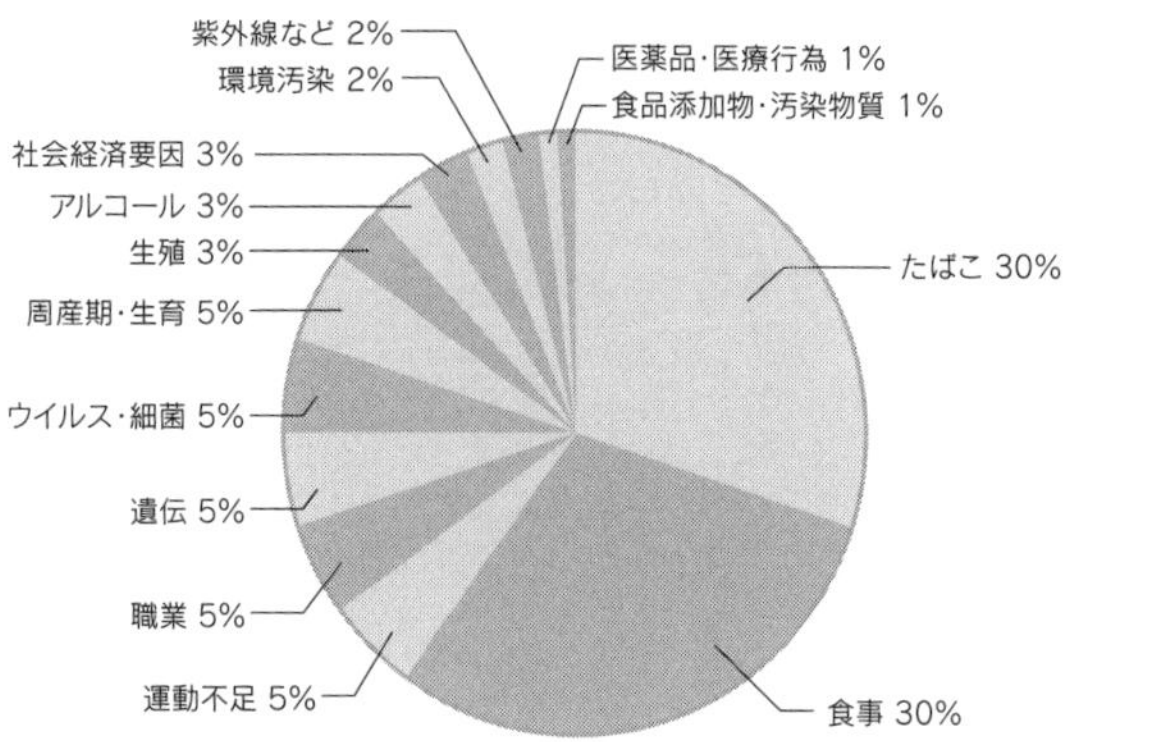

出典：ハーバード大学、1996

が30％、たばこが30％、運動不足が5％、アルコールが3％です。生まれつきの要素よりも食事をはじめとする後天的な生活態度の方が大きいことがわかるでしょう。

ではなぜ米国ではがん患者数と死亡者数が減少しつつあるのでしょうか？

これは、「5 A DAY（ファイブ・ア・デイ）運動（1日5皿分の野菜と200gの果物を摂ろう）」という、官民共同による全国的運動の効果が大きいと考えられています。この運動により米国民の野菜と果物の摂取量が大きく増加したのです。

また、NCI（米国国立がん研究所）が1990年に「デザイナーフーズ・ピラミッド」という概念を発表しました（次ページの図）。がんを予防し、健康に良い成分を含んだ機能性食品（ファンクショナルフーズ）を3ランクに分け、ピラミッドの上に行くほどがんや生活習慣病予防に効果的とするものです。野菜には抗酸化作用を持ち、人をがんや生活習慣病から遠ざけてくれるものがあるのです。

両方の手のひらで皿を作ってみてください。

手で作った皿に小盛りで野菜を盛ると、大体70ｇになります。

これを1日5皿（350ｇ）摂ると、がんや糖尿病になりづらくなります。

同じように、モリンガには抗酸化作用、抗がん作用、抗動脈硬化作用を持つ様々な機能性成分が含まれています。

モリンガは様々な健康効果を持つ機能性食品なのです。

毎日の生活にモリンガを取り入れること

デザイナーフーズ・ピラミッド

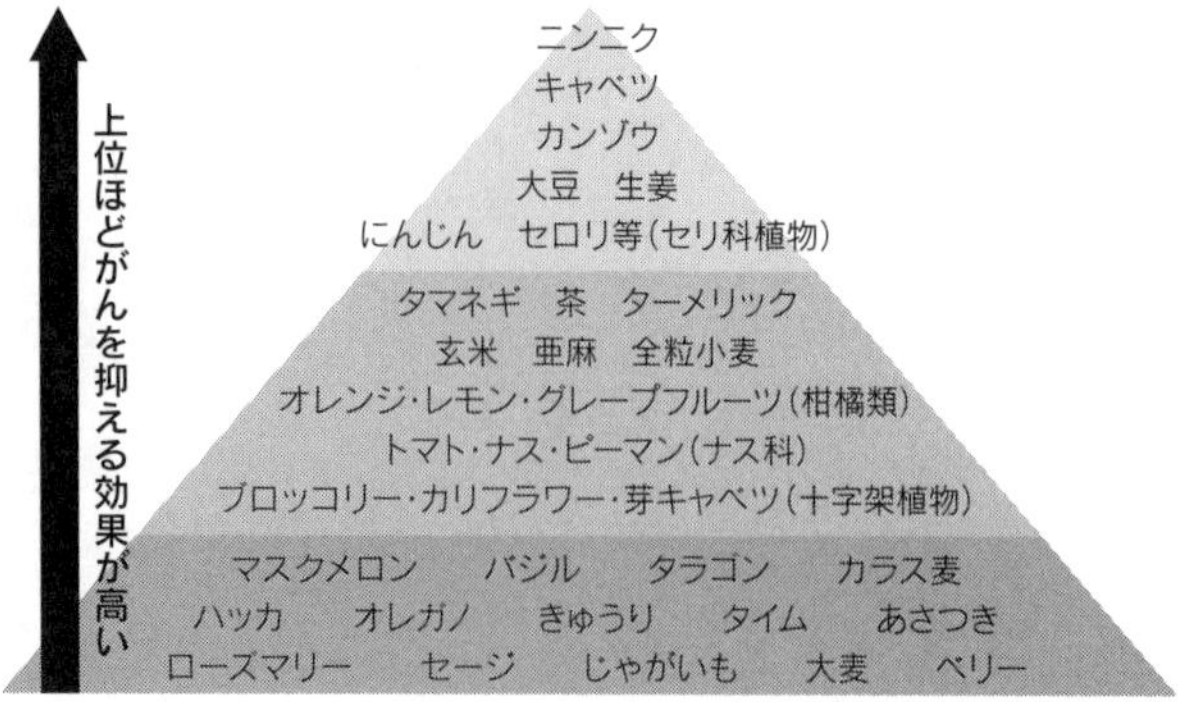

出典：米国国立がん研究所「デザイナーフーズ」をもとに作成

で、薬に頼らず、がんや生活習慣病を予防できるのです。


では、がんになってしまった人はどうでしょうか？

興味深い研究があります。

前立腺がんの患者さんの話です。

前立腺がんの腫瘍マーカー（がんが生み出す特徴的物質）であるＰＳＡの値が高く、前立腺がんの芽を持った人、つまり早期の前立腺がんの患者さん93人に対しての研究です。

93人のうち、何も生活を改善しなかった人49人中13人（27％）は前立腺がんが進行し、がんの治療が必要になってしまいました。

ところが、抗酸化ビタミンとイソフラボンを補給し、ストレスマネージメント（週1回電話相談をして、ストレスを軽減させた）を行い、1日15分間の運動をしたグループは44人中2人（5％）しか治療する必要がなくなり、がんが進行せずに済んだという有名な論文です。

「たとえがんになってしまったとしても、食事を変え、生活習慣を変えることでがんが進行しなくなった」という力強く勇気の出るデータです。

強調したいことは、ライフスタイルを変えるだけで、がんになりかけている人でも改善の余地があるということです。

これまでの不摂生のせいで体調を崩してしまった人も、あきらめることはありません。

ぜひ、モリンガの素晴らしいチカラを試してみましょう。

日本はすでに超高齢社会になっています。

高齢化が進む社会では、病気をひとつも持たないで最期を迎えるのは、なかなか難しいことです。

ですから、病気を持っていることを恥ずかしく思ったり、クヨクヨすることはありません。

これからの日本で大切なことは、たとえ病気や悩みを持っていても、それと共存しながら、生きがいを持って生きることです。

人生は修行と言います。病気や悩みを持ちながらも前向きに生きることが私たちの魂を磨き、人格を向上させ、人生をより意味のあるものにするならば、ひとつも病気がないことは必ずしも良いことではないと言えるかもしれません。

そう、舌がんという病気にかかったことでモリンガという素晴らしい食品を遠く離れたガーナで発掘し、日本にもたらすことができた大山さんのように。

貧しい国に生息しているモリンガが現代の飽食の日本人の健康を救うとは、地球から我々への何らかの啓示でしょうか、大いなるものの存在を感じます。

大山さんの人のためになりたい、という利他の精神から生まれたこの本が、現代の日本人の健康に大きく寄与することを願っています。

さあ、あなたもモリンガ健康生活を始めてみましょう。気の置けない人と人生の生きがいを語らいましょう。

モリンガティーでも飲みながら、ね。

奇跡のモリンガ

参考文献

- Al-Asmari, Abdulrahman Khazim, et al. "Moringa oleifera as an anti-cancer agent against breast and colorectal cancer cell lines." *PloS one* 10.8 (2015): e0135814.
- Tiloke, Charlette, Alisa Phulukdaree, and Anil A. Chuturgoon. "The antiproliferative effect of Moringa oleifera crude aqueous leaf extract on cancerous human alveolar epithelial cells." *BMC complementary and alternative medicine* 13.1 (2013): 226.
- Elnasharty, Mohamed MM, Ahmed M. Ghoneim, and Azhar M. Elwan. "Dielectric and thermodynamic study of Hb exploring Moringa Oleifera leaves extract potential against radiation damage." *Progress in biophysics and molecular biology* (2018).
- Abd Eldaim, Mabrouk Attia, Ahmed Shaban Abd Elrasoul, and Samy Ahmed Abd Elaziz. "An aqueous extract from Moringa oleifera leaves ameliorates hepatotoxicity in alloxan-induced diabetic rats." *Biochemistry and Cell Biology* 95.4 (2017): 524-530.
- Omodanisi, Elizabeth I., Yapo G. Aboua, and Oluwafemi O. Oguntibeju. "Assessment of the anti-hyperglycaemic, anti-inflammatory and antioxidant activities of the methanol extract of Moringa oleifera in diabetes-induced nephrotoxic male wistar rats." *Molecules* 22.4 (2017): 439.
- Omodanisi, Elizabeth I., et al. "Hepatoprotective, antihyperlipidemic, and anti-inflammatory activity of Moringa oleifera in diabetic-induced damage in male wistar rats." *Pharmacognosy research* 9.2 (2017): 182.
- Wang, Fang, et al. "Potential hypoglycaemic activity phenolic glycosides from Moringa oleifera seeds." *Natural product research* 31.16 (2017): 1869-1874.
- Paula, Paulo C., et al. "A protein isolate from Moringa oleifera leaves has hypoglycemic and antioxidant effects in alloxan-induced diabetic mice." *Molecules* 22.2 (2017): 271.
- Paula, P. C., et al. "Insulin-like plant proteins as potential innovative drugs to treat diabetes—The Moringa oleifera case study." *New biotechnology* 39 (2017): 99-109.

- Oboh, Ganiyu, et al. "Moringa oleifera supplemented diet modulates nootropic-related biomolecules in the brain of STZ-induced diabetic rats treated with acarbose." *Metabolic brain disease* 33.2 (2018): 457-466.

- Iffiú-Soltész, Zsuzsa, et al. "Chronic benzylamine administration in the drinking water improves glucose tolerance, reduces body weight gain and circulating cholesterol in high-fat diet-fed mice." *Pharmacological research* 61.4 (2010): 355-363.

- Geleta, Bekesho, et al. "In vivo antihypertensive and antihyperlipidemic effects of the crude extracts and fractions of Moringa stenopetala (Baker f.) Cufod. leaves in rats." *Frontiers in pharmacology* 7 (2016): 97.

- Abrogoua, Danho Pascal, et al. "Effect on blood pressure of a dietary supplement containing traditional medicinal plants of Côte d'Ivoire." *Journal of ethnopharmacology* 141.3 (2012): 840-847.

- Zhang, Yuesheng. "Allyl isothiocyanate as a cancer chemopreventive phytochemical." *Molecular nutrition & food research* 54.1 (2010): 127-135.

- Obulesu, M., and Dowlathabad Muralidhara Rao. "Effect of plant extracts on Alzheimer's disease: An insight into therapeutic avenues." *Journal of neurosciences in rural practice* 2.1 (2011): 56.

- Ganguly, R., and D. Guha. "Alteration of brain monoamines & EEG wave pattern in rat model of Alzheimer's disease & protection by Moringa oleifera." *Indian Journal of medical research* 128.6 (2008).

- Mahaman, Yacoubou Abdoul Razak, et al. "Moringa Oleifera Alleviates Homocysteine-Induced Alzheimer's Disease-Like Pathology and Cognitive Impairments." *Journal of Alzheimer's Disease* Preprint (2018): 1-20.

- Zhou, Juan, et al. "Moringa oleifera seed extract alleviates scopolamine-induced learning and memory impairment in mice." *Frontiers in pharmacology* 9 (2018).

- Tang, Yujiao, et al. "Moringa oleifera from cambodia ameliorates oxidative stress, hyperglycemia, and kidney dysfunction in type 2 diabetic mice." *Journal of medicinal food* 20.5 (2017): 502-510.

- Oboh, Ganiyu, et al. "Phenolic extract from Moringa oleifera leaves inhibits key enzymes linked to erectile dysfunction and oxidative stress in rats' penile tissues." *Biochemistry research international* 2015 (2015).

- Goswami, Sumanta Kumar, et al. "Erectogenic and aphrodisiac property of Moringa oleifera: involvement of soluble epoxide hydrolase enzyme." *Phytotherapy Research* 30.7 (2016): 1119-1127.

- Sharifudin, Syazana Akmal, et al. "Therapeutic potential of Moringa oleifera extracts against acetaminophen-induced hepatotoxicity in rats." *Pharmaceutical Biology* 51.3 (2013): 279-288.

- Fakurazi, Sharida, Syazana Akmal Sharifudin, and Palanisamy Arulselvan. "Moringa oleifera hydroethanolic extracts effectively alleviate acetaminophen-induced hepatotoxicity in experimental rats through their antioxidant nature." *Molecules* 17.7 (2012): 8334-8350.

- Uma, N., S. Fakurazi, and I. Hairuszah. "Moringa oleifera enhances liver antioxidant status via elevation of antioxidant enzymes activity and counteracts paracetamol-induced hepatotoxicity." *Malaysian journal of nutrition* 16.2 (2010).

- Adeyemi, Oluyomi Stephen, Cincin Sokolayemji Aroge, and Musbau Adewumi Akanji. "Moringa oleifera-based diet protects against nickel-induced hepatotoxicity in rats." *Journal of biomedical research* 31.4 (2017): 350.

- Toppo, Reetu, et al. "Hepatoprotective activity of Moringa oleifera against cadmium toxicity in rats." *Veterinary world* 8.4 (2015): 537.

- López, Marisa, et al. "Effects of Moringa oleifera leaf powder on metabolic syndrome induced in male Wistar rats: a preliminary study." *Journal of International Medical Research* 46.8 (2018): 3327-3336.

- Ray, Kausik, et al. "Role of 5-hydroxytryptamine in Moringa oleifera induced potentiation of pentobarbitone hypnosis in albino rats." (2004).

- Lamou, Bonoy, et al. "Antioxidant and antifatigue properties of the aqueous extract of Moringa oleifera in rats subjected to forced swimming endurance test." *Oxidative medicine and cellular longevity* 2016 (2016).

- Kim, Youjin, et al. "Isothiocyanate-enriched moringa seed extract alleviates ulcerative colitis symptoms in mice." *PloS one* 12.9 (2017): e0184709.

- Nadeem, Muhammad, and Muhammad Imran. "Promising features of Moringa oleifera oil: recent updates and perspectives." *Lipids in health and disease* 15.1 (2016): 212.

- Oh, Myoung Jin, et al. "Novel phytoceramides containing fatty acids of diverse chain lengths are better than a single C18-ceramide N-stearoyl phytosphingosine to improve the physiological properties of human stratum corneum." *Clinical, cosmetic and investigational dermatology* 10 (2017): 363.

- Chuang, Ping-Hsien, et al. "Anti-fungal activity of crude extracts and essential oil of Moringa oleifera Lam." *Bioresource technology* 98.1 (2007): 232-236.
- HES Freitas, José, et al. "Evaluation of Moringa oleifera seed lectin as a metal remover in aqueous solutions." *Protein and peptide letters* 23.7 (2016): 645-649.
- Barichella, Michela, et al. "Nutritional characterisation of Zambian Moringa oleifera: acceptability and safety of short-term daily supplementation in a group of malnourished girls." *International journal of food sciences and nutrition* 70.1 (2019): 107-115.
- Sethi, N., et al. "Abortifacient activity of a medicinal plant "Moringa Oleifera" in rats." *Ancient science of life* 7.3-4 (1988): 172.
- Ewuola, Emmanuel Olubisi, et al. "Haematological and serum biochemical responses of rabbit does to crude Moringa oleifera leaf extract at gestation and lactation." *Tropical animal health and production* 47.4 (2015): 637-642.
- Bhattacharya, J., G. Guha, and B. Bhattacharya. "Powder microscopy of bark--poison used for abortion: moringa pterygosperma gaertn." *Journal of the Indian Academy of Forensic Sciences* 17.1 (1978): 47.
- Barichella, Michela, et al. "Nutritional characterisation of Zambian Moringa oleifera: acceptability and safety of short-term daily supplementation in a group of malnourished girls." *International journal of food sciences and nutrition* 70.1 (2019): 107-115.
- Frattaroli, Joanne, et al. "Clinical events in prostate cancer lifestyle trial: results from two years of follow-up." *Urology* 72.6 (2008): 1319-1323

"Miracle Tree" Monica G,Marcu CreateSpace Independent Publishing
"Moringa Nature' Medicine Cabinet" Sanford Holst, Santorini books
"Ancient egyptian materials and industries" A. Lucas, J. Harris Dover Publications
"The Cambridge Ancient History, Volumes 1-2" J B, Bury Amazon Digital Services LLC
"Egypt in the Age of the Pyramids" Guillemette Andreu-Lanoe, Cornell Univ Pr

『「モリンガ」の奇跡』 上前琢磨(コスモ21)
『病気が長引く人、回復がはやい人』 江田証(幻冬舎)
『「平熱37℃」で病気知らずの体をつくる』 吉村尚美(幻冬舎)

装幀　next door design（大岡喜直）
DTP　美創
レシピ考案・料理作成　越出水月
料理撮影　加藤知恵（スタジオ・クラスター）

著者プロフィール

大山知春（おおやま・ちはる）

VIVIA JAPAN株式会社代表取締役。成蹊大学卒業後、みずほ銀行に就職。その後、外資系金融コンサルティング会社にてファイナンシャルコンサルタントとしてバンコクで勤務。計7年金融業界で働いた後、オランダのNyenrode Business Universiteit にてMBA取得。2013年、ガーナ人のクラスメイトと共に、日本人女性としては初めてガーナで現地法人MindNET Technologies Ltd.を設立。サービスローンチ直前の31歳で舌がんが見つかる。転移確率4割近く、3週間毎の経過観察が必要になり、ガーナでの生活断念を余儀なくされる。医師に、予防法はなく、転移したら対処するしかないと言われたことから、絶対に転移させないようにしようと心に決め、食事療法を調べ、体質改善を図る。「体に取り入れるものが体を作る」という考えに辿り着き、この頃から、ガーナで知った伝統医療に用いられる「モリンガ」を食事と美容に取り入れるようになる。2015年末、「モリンガ」の素晴らしさを伝えるため、アフリカの自然生まれのナチュラルスキンケアブランド「JUJUBODY」を立ち上げた。世界30カ国以上を旅し、現在、日本を拠点に、ヨーロッパ、アフリカを飛び回る生活を送る。

監修者プロフィール

江田証（えだ・あかし）　医学博士

1971年栃木県生まれ。自治医科大学大学院医学研究科修了。医療法人社団信証会 江田クリニック院長。日本消化器病学会奨励賞受賞。日本消化器病学会専門医。日本消化器内視鏡学会専門医。日本ヘリコバクター学会認定ピロリ菌感染症認定医。米国消化器病学会国際会員。日本抗加齢医学会専門医。毎日国内外から来院する200人近くの診療と多数の胃カメラ（胃内視鏡）検査および大腸カメラ（大腸内視鏡）検査を行っている。著書に、海外でも翻訳された『医者が患者に教えない病気の真実』『病気が長引く人、回復がはやい人胃腸が美しい人は長生きできる』（ともに幻冬舎）、『なぜ、胃が健康だと人生はうまくいくのか』（学研パブリッシング）がある。

奇跡のモリンガ

2019年4月10日　第1刷発行

著　者　大山知春
監　修　江田 証
発行人　見城 徹
編集人　福島広司

GENTOSHA

発行所　株式会社 幻冬舎
〒151-0051　東京都渋谷区千駄ヶ谷4-9-7
電話　03(5411)6211(編集)
03(5411)6222(営業)
振替　00120-8-767643
印刷・製本所　中央精版印刷株式会社

検印廃止

ISBN978-4-344-03452-5　C0095
幻冬舎ホームページアドレス　http://www.gentosha.co.jp/

この本に関するご意見・ご感想をメールでお寄せいただく場合は、
comment@gentosha.co.jpまで。